Braun-Munzinger

Rheuma und andere Autoimmunerkrankungen

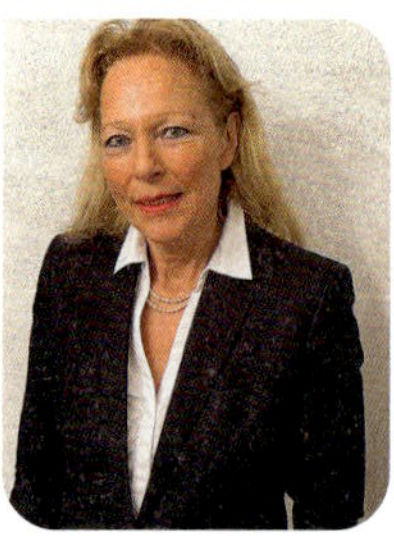

Dr. med. Ute Braun-Munzinger ist ganzheitlich ausgerichtete Allgemeinmedizinerin und verbindet in ihrer Arbeit Schulmedizin und Naturheilkunde. Seit 30 Jahren ist sie in eigener Praxis niedergelassen und behandelt dort Patienten mit bunt gefächerten Beschwerden. Da sie früh merkte, dass die üblichen Methoden der Schulmedizin oft an ihre Grenzen stoßen, wandte sie sich der Traditionellen Chinesischen Medizin zu und absolvierte ihr TCM-Diplom in China an der Universität Nanjing. Angespornt von den hervorragenden Ergebnissen, die sie mit der TCM erzielte, bildete sie sich in weiteren alternativen und komplementären Heilmethoden weiter. Sie entdeckte viele neue Ansätze aus den unterschiedlichsten Heilkunderichtungen, die auch bei chronischen Erkrankungen helfen können. Dr. Braun-Munzinger lebt und arbeitet in Melle.

Dr. med. Ute Braun-Munzinger

Rheuma und andere Autoimmunerkrankungen

Wirksame Therapien aus der Naturheilkunde – von altbewährt bis hochmodern.
Wissen, was wirklich hilft: Die richtige Behandlung finden und die Selbstheilungskräfte aktivieren

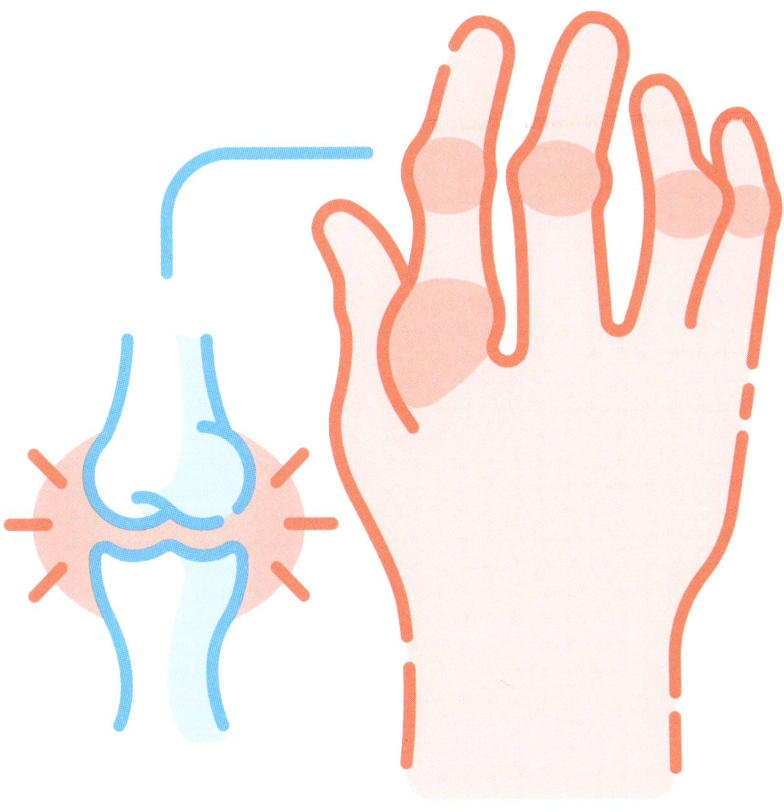

TRIAS

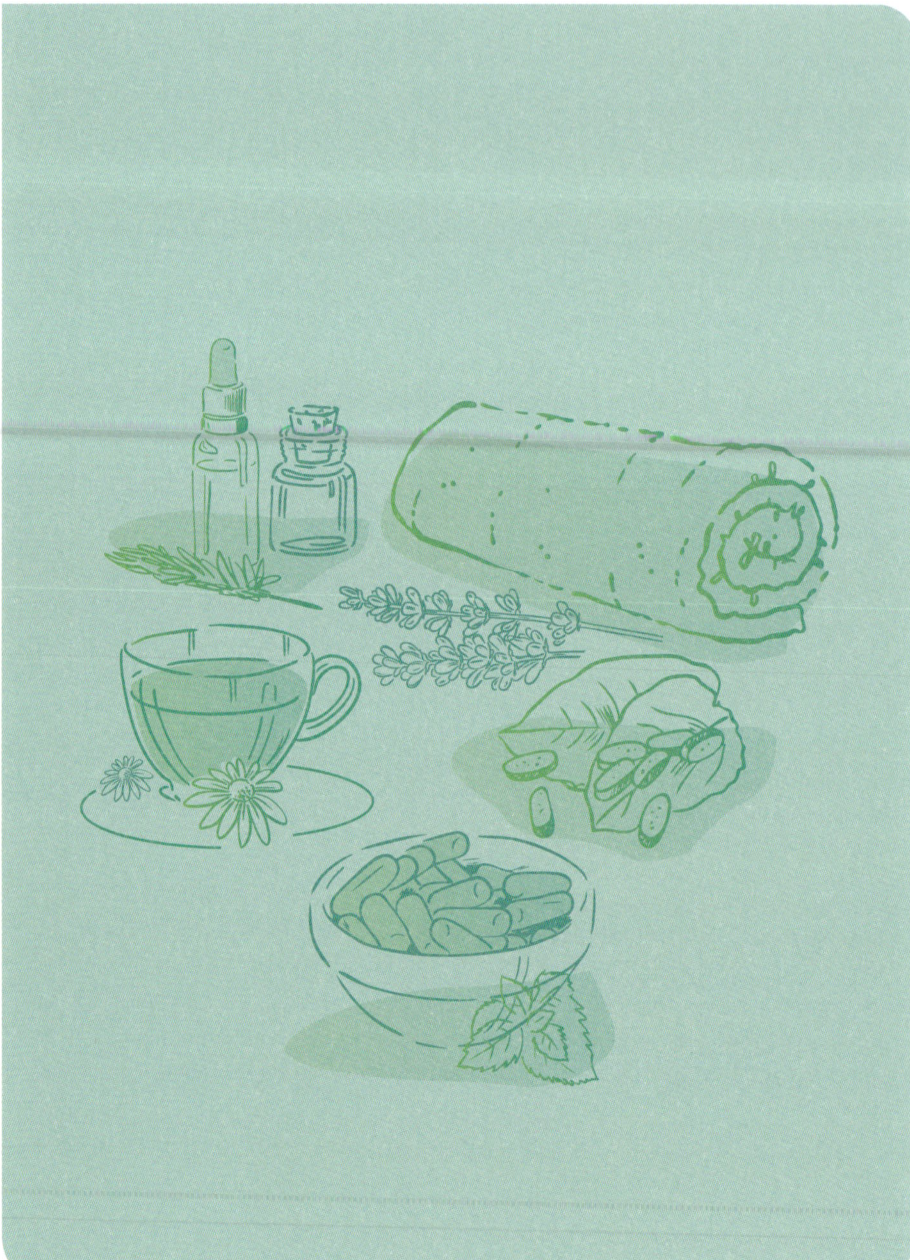

Vorwort

Bei vielen Patienten kommen Sorgen auf, wenn sie die Diagnose »Autoimmunerkrankung« bekommen. Deren bekanntester Vertreter ist das Rheuma, aber auch andere weit verbreitete Krankheiten wie die Hashimoto-Thyreoiditis, Diabetes mellitus Typ I und die Psoriasis gehören in diesen Formenkreis. Die gängigen Therapien werden von teilweise recht starken Nebenwirkungen begleitet und erweisen sich leider oft als nicht ausreichend.

Dieses Buch möchte Ihnen dabei helfen,

- das Wesen solcher Autoimmunkrankheiten besser zu verstehen, indem es die Hintergründe erläutert;
- Möglichkeiten zu finden, die Sie auf dem Weg zur Besserung weiter voranbringen. Im Vordergrund stehen hier vor allem Maßnahmen, mit denen Sie Ihre Symptome eigenständig günstig beeinflussen können.

Die Therapievorschläge stammen aus Schulmedizin und Naturheilkunde, teilweise aus uralter Erfahrungsmedizin, andererseits aber auch aus neuesten Ergebnissen der Forschung. Zu den Maßnahmen werden im Text jeweils Erklärungen gegeben, wie und warum etwas wirkt. Die Angabe von wissenschaftlichen Studien zeigt Ihnen die Verlässlichkeit der empfohlenen Methoden.

Tasten Sie sich an Ihre Gesundheit heran, indem Sie zunächst einmal zwei oder drei Ratschläge heraussuchen, die Sie ansprechen und die Sie für sich als stimmig empfinden. Wenn nach vier bis sechs Wochen noch Handlungsbedarf ist, suchen Sie sich die nächsten Behandlungsmethoden aus. Lediglich Mittel, die im Rahmen eines Gesamtkonzeptes genannt werden, sollten unbedingt alle zusammen eingenommen beziehungsweise durchgeführt werden, da sie sich in ihrer Wirkung ergänzen.

Ich hoffe, Sie finden in der folgenden Lektüre nützliche Hinweise, die Ihnen eine bessere Lebensqualität ermöglichen.

Dr. Ute Braun-Munzinger

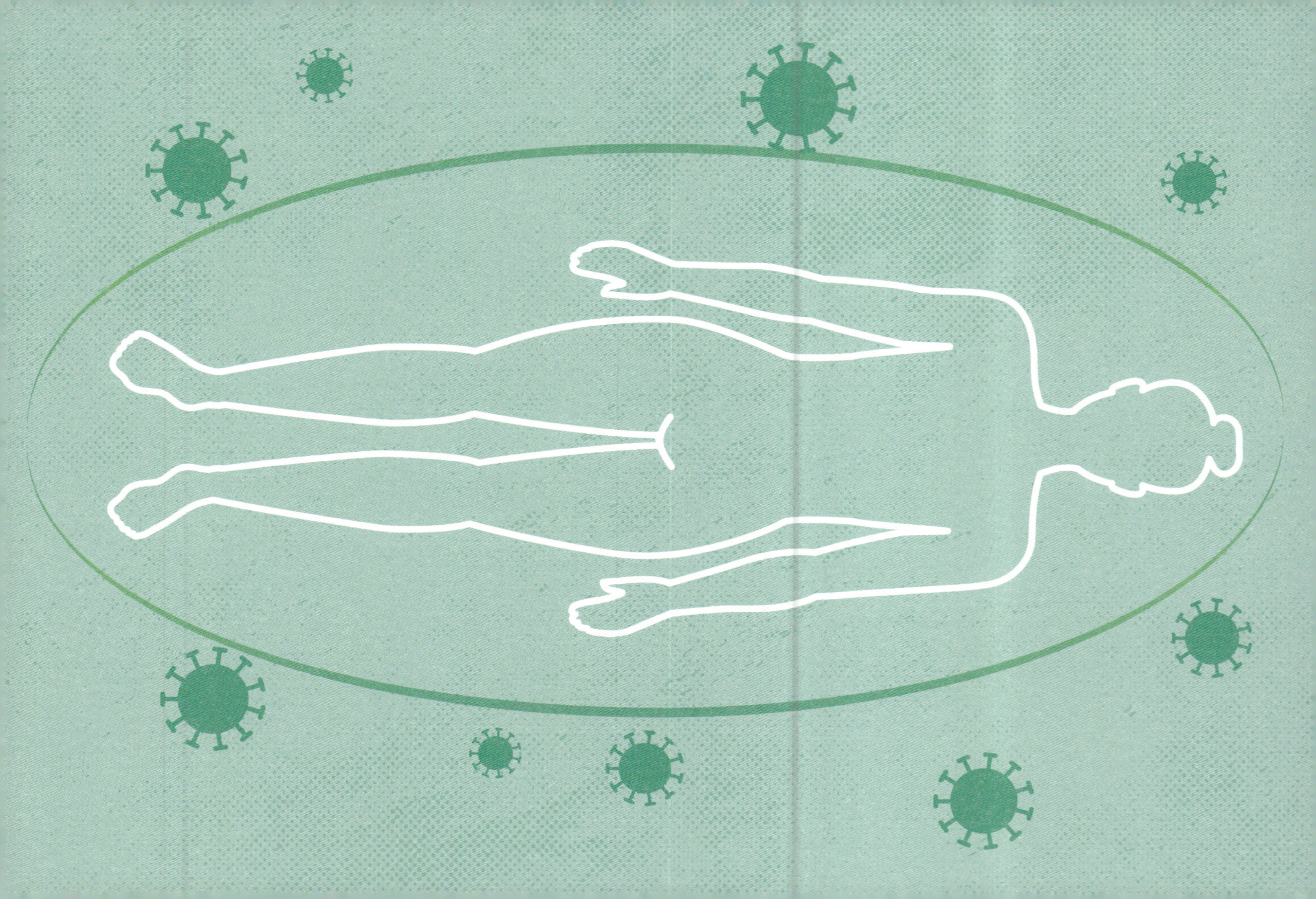

Das gesunde Immunsystem

Das Immunsystem im Fokus – So funktioniert und schützt uns unser komplexes Abwehrsystem.

Woraus besteht das Immunsystem?

Ein faszinierendes Zusammenspiel von Immunzellen, Organen und Proteinen, das täglich unsere Gesundheit sichert.

Jeder Mensch verfügt über krankheitsabwehrende Mechanismen im Körper, die versuchen, die Ansteckung mit Bakterien, Viren, Pilzen usw. zu unterbinden und bereits eingedrungene Erreger zu bekämpfen. Dieses Immunsystem wehrt aber nicht nur Krankheitserreger ab, sondern auch alles Fremde, das dem Körper gefährlich werden könnte. Es kann bis zu einem gewissen Grad sogar gegen Krebszellen vorgehen. Dabei handelt es sich um ein stark vernetztes System, bestehend aus verschiedenen Komponenten wie antikörperbildenden Zellen, Fresszellen, Killerzellen, lösliche immunkompetente Substanzen und vieles mehr. Ja, sogar unser Darm ist in diesem Gefüge der vernetzten Abwehr absolut unverzichtbar, seinem Innenleben kommt dabei sogar eine ganz entscheidende Rolle zu!

Im Prinzip besteht das Immunsystem aus zwei großen Abwehrlinien, die beide gemeinsam dafür sorgen, dass unser Organismus nicht von fremden oder/und pathologischen, also krank machenden Substanzen und Erregern geschädigt wird, nämlich

- aus dem angeborenen Immunsystem und
- aus dem erworbenen Immunsystem.

Wie der Name bereits sagt, kommen wir mit dem angeborenen Immunsystem zur Welt, während sich das erworbene erst im Laufe der Jahre entwickelt. Die ersten Lebensjahre sind hierbei besonders prägend. Eine ständige Weiterentwicklung und Anpassung an neue Gegebenheiten finden aber auch während des gesamten Lebens weiterhin statt.

Angeborenes Immunsystem

Das angeborene Immunsystem wird auch das unspezifische Immunsystem genannt, weil es sich auf alles stürzt, was nicht in den Körper gehört und ihm gefährlich werden könnte, egal, wie die Eindringlinge beschaffen sind. Es besteht aus von Geburt an vorhandenen natürlichen Abwehrzellen und aus löslichen Substanzen, die den Angriff unterstützen. Der große Vorteil des angeborenen Immunsystems ist seine unverzügliche Einsatzbereitschaft. Es benötigt keine Vorlaufzeit für Reifungsprozesse, wie es beim erworbenen Immunsystem der Fall ist.

Fresszellen und ihre Funktion

Einzelne Komponenten des angeborenen Systems

Prinzipiell gibt es im Blut drei unterschiedliche Blutzellarten mit eigenen Aufgaben:

- Die roten Blutkörperchen (Erythrozyten) transportieren Sauerstoff von der Lunge zu den einzelnen Körperzellen.
- Die weißen Blutkörperchen (Leukozyten) wirken mittels verschiedener Unterarten wesentlich an der Abwehr von Krankheiten mit.
- Die Blutplättchen (Thrombozyten) sind an der Gerinnung beteiligt.

Die natürlichen Abwehrzellen des angeborenen Immunsystems gehören zu den Leukozyten, den weißen Blutkörperchen.

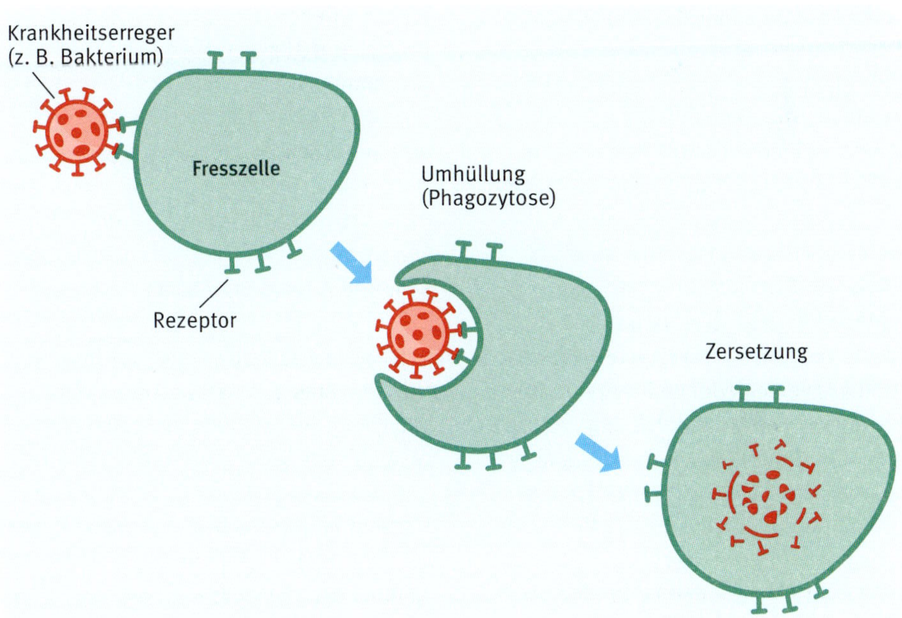

Ihrer Funktion nach werden die natürlichen Abwehrzellen in zwei Gruppen unterteilt, nämlich in die sogenannten »Fresszellen«:

- Granulozyten
- Makrophagen
- Monozyten
- Dendritische Zellen

und die Zellen, die mit chemischen Stoffen kämpfen:

- natürliche Killerzellen
- Mastzellen

Die löslichen Substanzen bestehen aus

- dem Komplementsystem
- den Zytokinen

Sie unterstützen die Abwehrzellen bei der Vernichtung von »Feinden«.

Abwehrzellen und lösliche Substanzen kreisen im Blutkreislauf und im Lymphsystem, sie patrouillieren dort ständig auf der Suche nach in den Körper eingedrungenen oder im Körper selbst entstandenen Feinden (Erreger wie Viren, Bakterien, Pilze, Parasiten, aber auch Fremdstoffe jeder Art und sogar Krebszellen), um sofort deren Vernichtung in Angriff nehmen zu können, sobald sie auftreten. Dabei bewegen sie sich auch von den Blut- und Lymphbahnen aus ins Gewebe und quetschen sich dort zwischen den Zellen hindurch in den Interzellulärraum, also dem Raum zwischen den Zellen, um auf keinen Fall irgendetwas zu übersehen, was dem Körper schaden könnte.

Funktion der Abwehrzellen

Abwehrzellen werden im Knochenmark gebildet und regenerieren sich von dort ausgehend immer wieder.

Zum Teil fungieren die Abwehrzellen als Fresszellen: Wenn sie Feinde erkannt haben (wobei ihnen maßgeblich die weiter unten beschriebenen löslichen Substanzen helfen), umfließen die Fresszellen diese, um sie sich einzuverleiben. Die Fremdlinge werden dort abgebaut und in ihre Einzelteile zerlegt. Aus den so entstandenen Elementarteilchen, die nun aus für den Organismus unschädlichen chemischen Stoffen bestehen, baut der Körper anschließend körpereigene Substanzen auf oder aber er scheidet das, was nicht gebraucht wird, aus.

Die Abwehrzellen im Einzelnen

Die Makrophagen gehören zu den entwicklungsgeschichtlich ältesten Fresszellen sie umfließen und verdauen erkannte Feinde.

Auch die Granulozyten gehören zu den Fresszellen, sie haben aber außerdem sogenannte Granula in ihrem Zellinneren (daher der Name), kleine Bläschen, in denen sich lösliche Substanzen befinden. Diese können Mikroorganismen abtöten. Bei diesen chemischen »Kampfstoffen« handelt es sich um Stickstoffmonoxid, freie Radikale und Wasserstoffperoxid. Darüber hinaus arbeiten die Granulozyten zusätzlich als Fallensteller: Sie bauen Fallen, in denen sie beispielsweise Bakterien einfangen und vernichten.

Die Monozyten sind ebenfalls Fresszellen, sie verwandeln sich allerdings im weiteren Reifungsprozess teilweise zu Makrophagen oder zu dendritischen Zellen. Insofern sind sie zum Teil auch daran beteiligt, dem spezifischen Immunsystem Antigene (Fremdsubstanzen) zu zeigen. Man spricht hier von Antigenpräsentation.

Die dendritischen Zellen sind einerseits Fresszellen, die Fremdantigene, also fremde Substanzen, fressen und zerstören, andererseits arbeiten sie eng mit dem erworbenen Immunsystem zusammen: Sie zeigen (oder präsentieren) die gefundenen Fremdantigene den T-Lymphozyten des erworbenen Immunsystems und aktivieren so die spezifische Abwehr. Darüber hinaus bewirken die dendritischen Zellen eine zusätzliche Aktivierung des spezifischen Abwehrsystems durch die Ausschüttung von Zytokinen und anderen Botenstoffen.

Wegen ihrer Dendriten (tentakelartige Ausstülpungen) können sie sich wie kleine Tintenfische sehr gut in ihre Umgebung hineintasten, um auch schwer erreichbare Regionen zu untersuchen. Daher kommen sie vermehrt auch an den Körperoberflächen des Darmes, der Nase, der Lunge usw. vor.

Natürliche Killerzellen erkennen sowohl mit Viren infizierte Zellen als auch Tumorzellen und führen durch Freisetzung von zellschädigenden Substanzen zur Vernichtung solcher kranken Zellen.

Die Mastzellen bekämpfen pathologische, also krank machende Mikroorganismen, indem sie Stoffe wie Histamin und Heparin aus ihrem Inneren freisetzen. Hierbei arbeiten sie sehr eng mit der spezifischen Immunabwehr zusammen.

Funktion der löslichen Substanzen

Die löslichen Substanzen setzen sich aus dem Komplementsystem und den Zytokinen zusammen. Das Komplementsystem wiederum besteht aus verschiedenen Proteinen, die sich auf den Oberflächen von Zellen festsetzen, sie so markieren und dadurch Abwehrreaktionen gegen sie in Gang setzen. Handelt es sich bei den markierten Zellen versehentlich um körpereigene, werden diese Proteine sehr schnell inaktiviert und vernichtet. Markierte Krankheitserreger oder Fremdstoffe werden jedoch von den Fresszellen effektiv vernichtet.

Daneben bringt das Komplementsystem eigenständig fremde Zellen wie zum Beispiel Bakterien durch direkten Angriff auf deren Zellmembranen zum Absterben.

Die spezifische Abwehr mit ihren Antikörpern wird zum einen durch das Komplementsystem aktiviert, zum anderen aktivieren auch die vom spezifischen System gebildeten Antikörper das Komplementsystem.

Die Zytokine werden bei einer Infektion unter anderem von Leukozyten, den weißen Blutkörperchen, gebildet. Einerseits markieren auch sie die zu zerstörenden Zellen, andererseits regen sie die Fresszellen zur Phagozytose an, also dazu, fremde Substanzen oder Zellen aufzunehmen.

Ebenfalls sehr wichtig: Nach getaner Arbeit geben die Zytokine Signale ab, die die Entzündungs- und Abwehrreaktionen wieder herunterfahren und schließlich wieder zum Stillstand bringen.

Das angeborene Immunsystem reagiert äußerst schnell. Schon wenige Minuten nach dem Eindringen eines Erregers oder dem Erkennen eines Fremdstoffes greift es an und schafft es in den meisten Fällen, die Gefahr durch das genial ausgeklügelte Ineinandergreifen der vielfältigen Abwehrmechanismen abzuwenden. Es ist so effizient, dass das erworbene Immunsystem oft nicht mehr eingreifen muss.

Antikörper und Antigen passen zueinander wie ein Schlüssel ins Schloss.

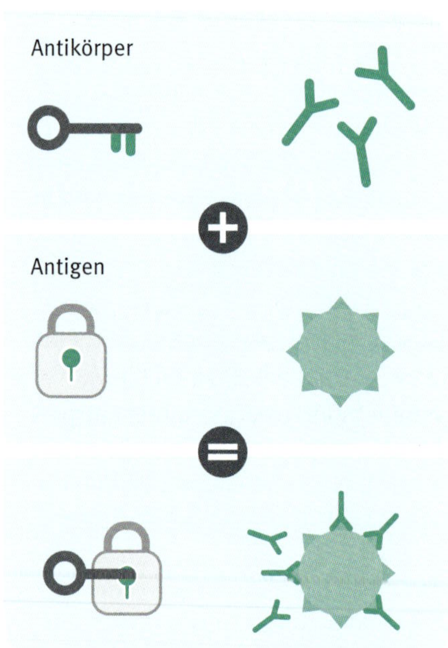

Erworbenes Immunsystem

Das erworbene Immunsystem wird auch das spezifische Immunsystem genannt, weil es gegen jeden Angreifer (Antigene) ein spezielles Abwehrmolekül (Antikörper) bildet. Jeder Antikörper greift ganz gezielt nur das spezifisch genau zu ihm passende Antigen an. Antikörper und Antigen passen dabei zueinander wie ein Schlüssel ins Schloss. Gebildet werden diese Antikörper von Lymphozyten.

Die Antikörperbildung beginnt erst beim ersten Kontakt des Organismus mit einem als fremd oder gar gefährlich erachteten Antigen. Die Vielfalt der im Körper vorhandenen Antikörper nimmt dadurch im Laufe des Lebens ständig zu, da ständig neue Fremdsubstanzen mit dem Körper in Berührung kommen, gegen die dann wieder neue Antikörper gebildet werden. Körpereigene Zellen sind dabei tabu, sie dürfen nicht angegriffen werden!

Damit das spezifische Immunsystem gut reift, muss gerade in der Kindheit darauf geachtet werden, dass die Kinder nicht zu steril aufgezogen werden – schließlich benötigen die Lymphozyten »Sparring-Partner«, um zu wissen, wogegen sie Antikörper bilden sollen. Sie müssen ein gewisses Maß an »fremd« kennenlernen, um auch das »eigen« besser zu erkennen. Und vor allem müssen sie auch unterscheiden lernen, welches »fremd« gefährlich für den Organismus ist und welches nicht! Diese Unterscheidung ist von wesentlicher Bedeutung für eine gesunde, normale Abwehr.

Das spezifische Immunsystem besteht hauptsächlich aus:

- T-Lymphozyten,
- B-Lymphozyten und
- antigenpräsentierenden Zellen (diese Zellen arbeiten der spezifischen Abwehr zu).

T-Lymphozyten und ihre Funktion

T-Lymphozyten sind Zellen aus der Gruppe der weißen Blutkörperchen, sie bilden die zellgebundene spezifische Immunantwort, die zelluläre erworbene Abwehr. Es handelt sich dabei um eine Abwehr im Körper, die nicht von Geburt an da ist, sondern erst von jedem Individuum im Laufe der Lebensjahre speziell ausgebildet werden muss. Die hierfür nötigen Lymphozyten entstehen im Knochenmark, von wo aus sie zunächst zwecks »Erziehung« in die Thymusdrüse gelangen, von der sich das T in ihrem Namen ableitet. In einer entsprechenden Schulung lernen die T-Lymphozyten im Thymus, fremde Zellen von eigenen zu unterscheiden. Aber auch im Thymus ist es wie im echten Schulleben: Nicht alle T-Lymphozyten bestehen die Abschlussprüfung, denn einige können körpereigene Strukturen nicht sicher erkennen oder greifen diese sogar an. Solche T-Zellen werden im Interesse des Gesamtorganismus vernichtet; nur die T-Zellen, die ausschließlich körperfremde Antigene angreifen, werden aus der Thymusdrüse in den Körper entlassen. Das ist ausschlaggebend für eine gesunde Immunitätslage im Organismus.!

Die aus der Thymus-Schule entlassenen T-Lymphozyten sind sehr speziell ausgebildet: Sie kreisen in Blut und Lymphe, und wenn sie dabei auf ein Fremdantigen treffen, produzieren sie gegen dieses Antigen gerichtete Antikörper, die nur ganz genau zu diesem einen einzigen Antigentyp – wie im Schlüssel-Schloss-Prinzip – passen.

Die T-Lymphozyten fixieren diese Antikörper auf ihrer Oberfläche. Dadurch wird aus der noch unreifen Abwehrzelle ein absolut spezifisch ausgerichteter T-Lymphozyt, dessen Antikörper wie Antennen funktionieren. Diese Antennen suchen nach den passenden Antigenen und binden sie fest an sich. Gleichzeitig wird eine weitere Differenzierung dieser entsprechenden T-Lymphozyten eingeleitet.

Es entwickeln sich daraus:

- Angriffszellen, die als T-Killerzellen den Fremdling direkt vernichten. Im Gegensatz zu den weiter oben geschilderten natürlichen Killerzellen des unspezifischen

Systems gehen diese T-Killerzellen nur ganz spezifisch gegen das zu ihm passende Antigen vor, das sie mittels der Antikörper auf ihrer Oberfläche erkennen;
- regulatorische T-Zellen, die eine überschießende Immunantwort und den Angriff auf körpereigene Zellen verhindern;
- T-Helferzellen, die mittels Zytokinen als Botenstoffen andere Immunzellen aktivieren und zur Hilfe im Abwehrkampf anlocken.

T-Helferzellen

Bezüglich der T-Helferzellen müssen wir etwas weiter ins Detail gehen. Diese sind nämlich besonders für Autoimmunerkrankungen wie beispielsweise Rheuma bedeutsam, weil es therapeutisch möglich ist, hier mit Naturstoffen regulierend einzugreifen.

Bei den T-Helferzellen unterscheidet man TH1- und TH2-Zellen, die unterschiedliche Aufgaben haben und sich gegenseitig hemmen. Beide sollten also unbedingt in einer ausgewogenen Balance vorliegen. In jüngster Zeit hat man noch weitere T-Helferzellen identifiziert, unter denen besonders auch die TH17-Zellen für Autoimmunkrankheiten wichtig sind.

TH1-Zellen bilden Botenstoffe wie Interferon-Gamma (IFN-γ) und Tumornekrosefaktor-Alpha (TNF-α), die vor allem die T-Killerzellen der zellulären erworbenen Abwehr aktivieren. Dadurch werden alle als gefährlich erachteten Zellen vernichtet.

TH2-Zellen wiederum bilden vor allem die Botenstoffe Interleukin-4 (IL-4) und Interleukin-5 (IL-5), die die Aktivität der humoralen erworbenen Abwehr steigern (Seite 17). Durch diese Botenstoffe angeregt, stellen die B-Lymphozyten die Immunglobuline IgE und IgG4 her, die vorwiegend zur Abwehr von parasitären Infektionen gebraucht werden.

Hier wird es nun hinsichtlich Autoimmunerkrankungen interessant, es ergibt sich nämlich folgendes Dilemma: Bei Überwiegen von TH2-Zellen werden die TH1-Zellen so stark gehemmt, dass die Vernichtung von anderen Keimen außer Parasiten beeinträchtigt wird. Infektionserreger können dann im Körper nicht restlos beseitigt werden und es kommt infolgedessen zu chronischen Erkrankungen wie Borreliose, chronische Herpesinfektionen usw. Außerdem führt die durch TH2 gesteigerte Antikörperbildung auch vermehrt zu Allergien.

Sind hingegen überwiegend TH1-Zellen vorhanden, wird andererseits die Entstehung von Autoimmunerkrankungen gefördert! Denn die durch TH1 gebildeten Zytokine IFN-γ und TNF-α sind äußerst starke Entzündungsbotenstoffe, die nicht nur Krankheitserreger zerstören, sondern ebenfalls zu Zellzerstörungen an Geweben führen. Gebraucht werden beide TH-Typen, eine ausgeglichene Balance zwischen ihnen ist aber extrem wichtig!

Mit den TH1-Zellen verwandt sind die TH17-Zellen, die das Interleukin-17 (IL-17) produzieren, ebenfalls ein entzündungsförderndes Zytokin zur Erregerabwehr: Dieses Zytokin kann, wenn es im Überschuss produziert wird, dazu führen, dass aus bestimmten Immunzellen knochenabbauende Zellen werden, die insbesondere für die Zerstörung der Knochen bei rheumatoider Arthritis ausschlaggebend sind.[1] Im Kapitel »Naturheilkundliche Therapien« (Seite 84) werden die oben aufgeführten Aspekte noch wichtig!

B-Lymphozyten und ihre Funktion

B-Lymphozyten übernehmen besondere Aufgaben im Rahmen der spezifischen humoralen Immunantwort, auch erworbene humorale Abwehr genannt. Humoral bedeutet, dass die B-Lymphozyten Antikörper bilden, die frei ins Blut abgegeben und nicht wie bei den T-Lymphozyten auf der Oberfläche einer Abwehrzelle befestigt werden.

Auch die B-Lymphozyten werden im Knochenmark gebildet und gehören zu den weißen Blutkörperchen. Bereits im Knochenmark lernen sie, nicht auf körpereigene Strukturen zu reagieren. Sie kreisen mit dem Blutstrom und gehen dort wie Polizisten auf Patrouille. Wenn ein B-Lymphozyt auf ein Fremdantigen trifft und gleichzeitig von einer T-Helferzelle aktiviert wird, wandert er in einen Lymphknoten oder in die Milz und beginnt dort, sich zu sogenannten Plasmazellen weiterzuentwickeln. Die Plasmazellen bilden speziell auf dieses Antigen abgestimmte Antikörper (Schlüssel-Schloss-Prinzip), die in das Blut abgegeben werden. Mit dem Blutstrom werden die Antikörper frei über das Netzwerk der Adern in alle Körperregionen gespült. Überall dort, wo sie dabei auf abzuwehrende Erreger oder Substanzen stoßen, binden sich die Antikörper an diese und vernichten sie.

Unterschied zwischen T- und B-Lymphozyten

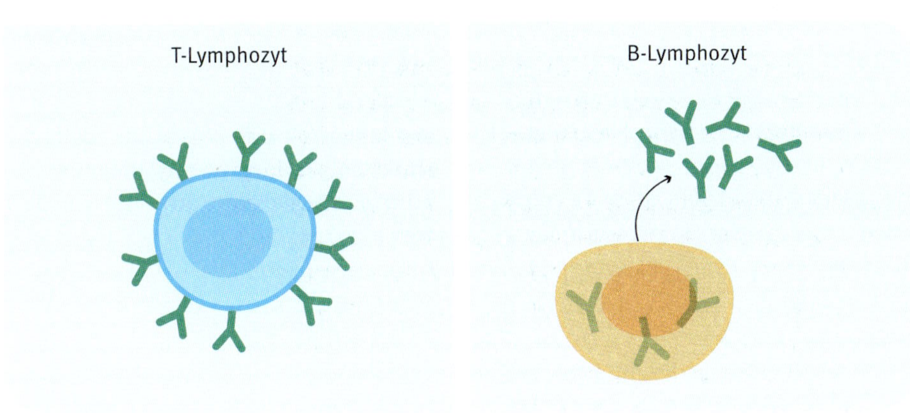

Die gebildeten Antikörper werden in verschiedene Klassen von Immunglobulinen (IgG, IgA, IgE, IgM usw.) mit unterschiedlichen Aufgaben unterteilt; so sind z. B. die Immunglobuline IgE und IgG4 an der oben erwähnten Abwehr von Parasiten beteiligt.

Antigenpräsentierende Zellen und ihre Funktion

Antigenpräsentierende Zellen helfen bei der Abwehr, indem sie den Lymphozyten des spezifischen Abwehrsystems die Antigene zeigen, die sie als fremd erkannt haben und die vernichtet werden sollen. Zu den antigenpräsentierenden Zellen gehören beispielsweise die dendritischen Zellen und die T-Helferzellen. Unterstützt werden sie durch die löslichen Substanzen des unspezifischen Abwehrsystems: Die Zytokine und die Proteine des Komplementsystems machen durch das Markieren der Oberfläche fremde oder entartete Zellen kenntlich.

Gedächtniszellen

Die oben geschilderte Differenzierung der T-Lymphozyten benötigt beim Erstkontakt mit einem Antigen recht lange. Erst nach ca. zehn Tagen ist eine optimale Abwehr in Gang. Zur Optimierung des Schutzes werden daher beim Antigenkontakt zusätzlich T-Gedächtniszellen gebildet: T-Lymphozyten, die bereits im Hinblick auf ein spezielles Antigen gereift sind und das Muster von diesen Fremdantigenen im Gedächtnis behalten. Sie verbleiben nach dem Ende des Abwehrkampfes im Blut und in den Lymphknoten, damit im Falle eines erneuten Kontaktes mit diesem Antigen die Abwehr sehr viel schneller erfolgen kann.

Genauso bleiben auch von den B-Lymphozyten gebildete Plasmazellen in den Lymphknoten und bilden Gedächtniszellen, um bei einem späteren erneuten Kontakt mit dem spezifischen Antigen sofort mit einer erneuten Antikörperbildung beginnen zu können.

Die Medizin macht sich die Bildung von Gedächtniszellen zunutze

Bei lebensbedrohenden Krankheiten wartet man nicht darauf, dass eine Infektion für die Bildung von Gedächtniszellen sorgt. Da die Infektion etwa bei Tetanus nur selten überlebt wird, hätte der Organismus von den Gedächtniszellen nichts. Daher impft man prophylaktisch mit unschädlich gemachten Erregern, woraufhin das spezifische Immunsystem gegen die geimpften Fremdantigene sowohl Antikörper als auch Gedächtniszellen bildet. Man erzeugt also eine harmlose Infektion, die vom Körper sehr schnell bekämpft wird, dabei aber eine spezifische Antikörperbildung hinterlässt. Danach hat man im geimpften Immunsystem sofort einsetzbare Antikörper gegen diese lebensgefährlichen Erreger zur Verfügung. Die eigentlich bedrohlichen Krankheiten nehmen dann einen sehr milden Verlauf.

Das Immunsystem als Ganzes

Ohne Immunsystem würde ein Menschenleben nur sehr kurz dauern. Es ist ein ausgeklügeltes System, das für uns im Dauereinsatz ist.

Am einfachsten lässt sich die abgestimmte Gesamtfunktion des Immunsystems verstehen, wenn wir uns das an einem Beispiel anschauen: Nehmen wir an, Sie stolpern über etwas, fallen hin und schürfen sich dabei das Knie auf. Was Sie sofort sehen und spüren, ist eine Blutung und eine Schwellung, und Ihr Knie schmerzt. Was Sie nicht sehen und spüren, sind die augenblicklich einsetzenden Reaktionen des umliegenden Gewebes.

Die Immunantwort wird aktiviert

Das die Verletzung umgebende Gewebe reagiert in Sekundenschnelle mit der Ausschüttung von Botenstoffen wie Interleukinen, Zytokinen und TNF-α (Tumornekrosefaktor-α). Diese gelangen sehr schnell zu den Zellen sowohl des unspezifischen als auch des spezifischen Immunsystems und aktivieren beide, denn es muss verhindert werden, dass durch die verletzte Körperoberfläche Bakterien, Viren oder Ähnliches in den Körper gelangen. Die alarmierten Immunzellen sprinten also zur Wunde. Am schnellsten ist dabei die angeborene unspezifische Abwehr: Die zu ihr gehörenden Zellen umfließen eindringende Erreger und beseitigen sie, indem sie diese fressen oder zum Zerplatzen bringen.

Während das unspezifische Immunsystem auf Hochtouren gegen eingedrungene Erreger und Fremdsubstanzen weiterkämpft, schickt es gleichzeitig auch über Botenstoffe Informationen zur spezifischen Abwehr. Dort wird der Eindringling mit den Informationen abgeglichen, die die T- und B-Lymphozyten bereits von vorherigen Kontakten mit Fremdsubstanzen haben. Falls es den Lymphozyten bekannt ist, können diejenigen, die sich auf genau diesen Feind spezialisiert haben, extrem schnell reagieren: Spezifische T-Lymphozyten eilen mit ihren Antikörpern auf der Zelloberfläche zum Kampf in die Wunde, spezifische B-Lymphozyten schütten unverzüglich spezifische Antikörper gegen die Eindringlinge in den Blutkreislauf aus, die in der Wunde sich nach dem Schlüssel-Schloss-Prinzip an die eingedrungenen Erreger anheften und sie damit der Vernichtung preisgeben. Falls das eingedrungene Agens den Lymphozyten bislang noch nicht bekannt war, werden so schnell wie möglich einige Lymphozyten zu Spezialisten genau gegen diese neue Bedrohung herangebildet, die dann die nötigen Antikörper herstellen, um sie zu vernichten. Solange dieser Prozess dauert – bis zu zehn Tage –, ist die unspezifische Abwehr auf sich allein gestellt. Hier sieht man, wie sinnvoll die Kombination von diesen zwei Abwehrlinien ist!

Die durch die Aktivität sowohl der unspezifischen wie auch der spezifischen Abwehr entstehende Entzündungsreaktion ist deutlich an einer Rötung, Schwellung und Zunahme der Schmerzen, die durch die an der Abwehr beteiligten Botenstoffe entstehen, zu erkennen. Man begreift, dass diese unschönen Symptome Zeichen einer gesunden und funktionierenden Abwehr sind.

Die Abwehrmechanismen werden heruntergefahren

Allerdings darf eine solche Abwehrreaktion nicht über das nötige Maß hinaus anhalten. Genauso wichtig wie das sofortige Einsetzen der Abwehr ist das Beenden einer solchen Maßnahme, sobald sie nicht mehr nötig ist. Hier ist also ein ausgeglichenes Zusammenspiel gefragt. Dazu gibt es wiederum andere Botenstoffe wie Zytokine und Interleukine, aber auch die regulatorischen T-Lymphozyten. Sie fahren das Geschehen wieder herunter und beruhigen das Immunsystem. Auch die Leber ist in diesem Zusammenhang bedeutsam: Sie bildet ein bestimmtes Protein, das die immunaktivierenden Botenstoffe neutralisiert, indem es sie bindet.

Auf das Gleichgewicht kommt es an

Ein ausgewogenes Gleichgewicht von Aktivierung des Immunsystems und dessen Beruhigung ist unabdingbar für die Gesundheit. Das Beispiel oben bezieht sich auf eine Entzündung zur Verteidigung an einer lokalen Verletzung. Aber auch der gesamte Organismus kann und muss im Bedarfsfall verteidigt werden. Betrachten wir diesen Fall an einem weiteren Beispiel: Angenommen, Coronaviren gelangen in den Nasen-Rachen-Raum. Zunächst passiert dort lokal an den Schleimhäuten Ähnliches wie bei unserer Knieverletzung. Wenn aber die Abwehr es dort nicht schnell genug schafft, die Coronaviren samt und sonders zu vernichten, können einzelne Viren über das Bronchialsystem tief in die Lunge gelangen. Als Folge werden dann von den Zellen der Lunge die oben erwähnten Botenstoffe ausgeschüttet und es entsteht durch die Abwehr auch eine Entzündung in der Lunge. Leider neigen die Coronaviren dazu, sich nicht lange in der Lunge aufzuhalten, sondern in die Blutgefäße, die dicht unter der Bronchialwand in der Lunge verlaufen, vorzudringen. Erst einmal im Blutkreislauf, werden die Viren überall in den Körper hineingespült, zum Herzen, ins Gehirn usw., und verursachen zunächst an den Innenwänden der Gefäße, später dann auch an den Zellen des dazugehörenden Gewebes starke Abwehraktionen des Immunsystems. Man kann sich gut vorstellen, zu welch heftigen Krankheitssymptomen die dadurch entstehenden Entzündungsreaktionen führen, denn Entzündung bedeutet Abwehr. Es kommt zu hohem Fieber, schnellem Puls, denn das Blut mit den Antikörpern und Abwehrzellen muss schließlich ganz schnell überall hin gepumpt werden, die Neubildung von Abwehrzellen und Antikörpern läuft auf Hochtouren! Wenn es dann gelingt, alle eingedrungenen Feinde zu vernichten, sorgen die entsprechenden beruhigenden Botenstoffe dafür, dass das Abwehrsystem wieder herunterfährt, der Patient nicht mehr fiebert und alle an der Abwehrschlacht beteiligten Entzündungsreaktionen beendet werden.

Das Immunsystem in der Thymus-Schule

Die Thymusdrüse ist das Organ, in dem die Immunzellen zur Schule gehen, damit sie später keine Fehler machen.

Eine ganz entscheidende Rolle spielt für eine intakte Immunabwehr, dass die immunkompetenten Zellen lernen, zwischen körpereigenen und körperfremden Zellen und Substanzen zu unterscheiden:

Daher werden bestimmte weiße Blutkörperchen des spezifischen Immunsystems, die sogenannten T-Lymphozyten, in der hinter dem Brustbein gelegenen Thymusdrüse entsprechend ausgebildet. Als Lehrer fungiert in der Thymusdrüse zum Beispiel das Molekül AIRE, ein wichtiger Autoimmunregulator, der den Immun-Schülern die körpereigenen Substanzen zeigt, damit sie diese kennenlernen und akzeptieren.

Beim Säugling ist diese Drüse noch sehr groß, im Laufe der Kinderjahre bildet sie sich bis auf einen kleinen Rest zurück, weil das Immunsystem bis dahin im Allgemeinen ausreichend geschult worden ist.

Nicht nur körpereigene Substanzen müssen von den Abwehrzellen verschont werden. Es ist auch immens wichtig, dass den immunkompetenten Zellen beispielsweise die Unterscheidung beigebracht wird zwischen den Bakterien, die uns gefährlich werden können wie Scharlachbakterien im Rachen, krank machende Coli-Bakterien im Darm usw. und andererseits den für den Organismus unabdingbar wichtigen und äußerst hilfreichen guten Bakterien, wie sie unter anderem im Mikrobiom – auch Darmflora genannt – im Darm vorkommen und die keineswegs angegriffen werden dürfen.

Die Immunschüler müssen aber noch mehr lernen. Zur Ausbildung gehört auch die Unterscheidung zwischen fremden Stoffen, die dem Organismus gefährlich werden können, und fremden Stoffen, die vollkommen ungefährlich sind und dem Körper nicht schaden. Birkenpollen etwa, die im Frühling in die Nase geraten und dort mit der Schleimhaut in Kontakt kommen, oder Nahrungsmittel, die im Gastrointestinaltrakt ankommen, sind zwar nicht körpereigen, aber ungefährlich, und brauchen deshalb nicht als Feinde behandelt zu werden. Derartiges sollte das Immunsystem tolerieren, denn sonst entstehen unnötige, den Organismus belastende Entzündungen im Körper. Ein Beispiel für solche unnötigen Abwehrreaktionen sind Allergien! Zum Glück klappt die Ausbildung und entsprechende Prägung im Thymus meistens erstaunlich gut.

Die geschulten Immunzellen besitzen nach absolvierter Ausbildung sogar die Expertise, bei ihren Patrouillengängen im Körper auch zu stark gealterte Zellen und entartete Zellen, also Krebs zu erkennen. Sie vernichten diese, obwohl es sich dabei um körpereigene Zellen handelt! Winzige Unterschiede in den Details, die die Thymus-Absolventen zu erkennen gelernt haben, machen das möglich.

Zusammenhang Darm und Immunsystem

Die Abwehr von krank machenden Einflüssen, die den Körper als Ganzes in Mitleidenschaft ziehen, beginnt im Darm.

Die Funktion und Modulation des Immunsystems im gesamten Körper wird maßgeblich vom Darm aus gesteuert.

Eingebettet in die Darmschleimhaut liegen spezielle Zellansammlungen, die Peyerschen Plaques. Sie haben nichts mit der Verdauungsfunktion zu tun, sondern gehören, ähnlich wie die Lymphknoten, zum lymphatischen Gewebe der Immunabwehr. Die Peyerschen Plaques reagieren auf bestimmte Signale der im Darm vorhandenen Bakterien. Man könnte sich das vereinfacht so vorstellen, dass die im Darm vorhandenen Bakterien, Viren und andere Erreger an diesen Plaques die Immunabwehr einschalten und steuern.

Warum fungiert aber ausgerechnet der Darm als Schaltzentrale der Immunabwehr? Stellen Sie sich vor, was mit Erregern passiert, die Sie einatmen. Diese gelangen zunächst in die Nasenschleimhaut und von da aus mit dem dortigen Schleim über den Rachen in den Mund; sie werden zu einem Großteil geschluckt und landen nach der Magenpassage im Darm. Mit dem Essen einverleibte Keime gehen einen entsprechenden Weg.

Daher ergibt es durchaus Sinn, dass die Zellen der Peyerschen Plaques, die im Darm – im Gegensatz zum lymphatischen Gewebe, das im Inneren des Körpers lokalisiert ist – an vorderster Front zur Außenwelt liegen, zusätzlich zu den Zellen in den Lymphknoten für die Abwehr von Infektionen zuständig sind. Wenn krank machende Bakterien, Viren, Würmer oder Ähnliches im Darm mit dem Stuhl vorbeirauschen, beginnen die Zellen der Peyerschen Plaques augenblicklich mit deren Bekämpfung. Sie entwickeln gegen die Eindringlinge gerichtete Antikörper und sorgen darüber hinaus zusätzlich für die Weiterverbreitung immunologischer Informationen im gesamten Körper, wodurch alle Abwehrkräfte in Alarmbereitschaft versetzt werden.

Im Darm sprechen aber nicht nur Krankheitserreger die Peyerschen Plaques an. Die Immunitätslage eines Organismus hängt entschieden auch von der Zusammensetzung der im Darm vorhandenen Bakterienmischung, dem Mikrobiom, ab. Die »guten« Bakterien im Mikrobiom sorgen für die perfekte Feinabstimmung des lymphatischen Gewebes nicht nur im Darm, sondern die Immunantwort im gesamten Körper fällt auch nur unzureichend aus, wenn nicht genügend gesunde Darmflora vorhanden ist. In Studien mit Mäusen, deren Darminhalt keimfrei war, wurde festgestellt, dass sich ohne das richtige Mikrobiom kein funktionierendes Immunsystem entwickeln kann. In diesem Fall beobachtet man dann häufig eine fehlgeleitete Immunantwort und es kann infolgedessen zu gestörten Abwehrfunktionen bis hin zu den bekannten Autoimmunerkrankungen kommen. Bei diesen fängt der Körper an, Antikörper gegen seine eigenen Bestandteile zu bilden, also sich selbst, statt fremder Krankheitserreger zu bekämpfen. An der Universität Erlangen-Nürnberg hat man 2017 in wissenschaftlich durchgeführten Studien solche Zusammenhänge gut nachweisen können.[2]

Woher kommen die »guten« Darmbakterien?

Tiere wissen instinktiv, wie überaus wichtig die Darmflora für die Gesundheit ist. Man kann beispielsweise beobachten, dass neugeborene Fohlen in den ersten Tagen nach der Geburt die Pferdeäpfel, den Kot der Mutter fressen – dadurch nehmen sie die lebensnotwendige Bakterienmischung darin zu sich, die sich im Fohlendarm anschließend vermehrt.

Wie gezeigt wurde, ist auch für den Menschen eine gesunde Flora im Verdauungstrakt von großer Bedeutung. Normalerweise bekommt ein Baby seine Portion Bakterien während der Geburt bei der Passage durch den Geburtskanal mit auf den Weg (die Fohlen werden im Gegensatz zu den menschlichen Babys in der schützenden Eihaut geboren, da ist es anders). Leider bleibt es aber oft nicht bei dieser geburtlichen Erstausstattung: Bedingt durch ungesunde Ernährungsweisen, Stress,[3] Adipositas (Übergewicht),[4] Rauchen,[5] ganz besonders aber auch durch jede Antibiotikatherapie wird die gesunde Darmflora stark in Mitleidenschaft gezogen!

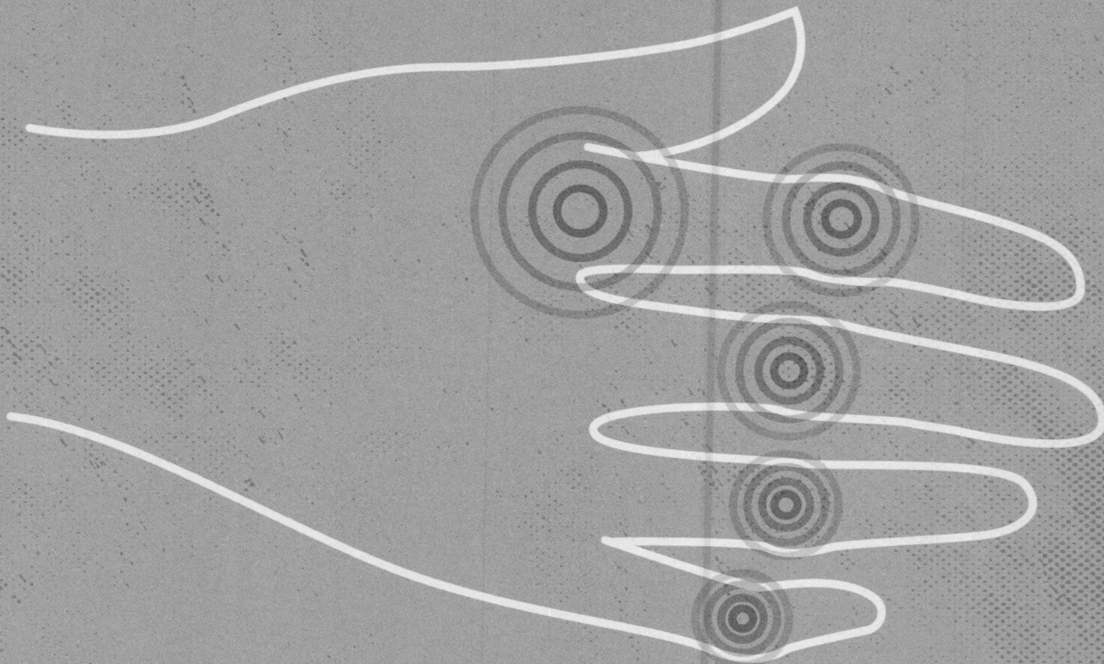

Krankheiten des Immunsystems

Erkranken können sowohl das angeborene (unspezifische) Immunsystem als auch das erworbene (spezifische) Immunsystem.

Was ist eigentlich Rheuma?

Als Rheuma werden häufig unterschiedliche mit Schmerzen und Entzündungen einhergehende Erkrankungen an Gelenken, Muskulatur oder Bindegewebe bezeichnet.

Wie Sie noch sehen werden, trifft die Bezeichnung allerdings nur für einige mit diesem Begriff etikettierte Krankheiten tatsächlich zu. Das echte Rheuma ist gekennzeichnet durch Antikörper, die der Körper gegen eigene Substanzen bildet. Diese Antikörper verursachen Entzündungen an den entsprechenden Geweben, es entstehen entzündlich bedingte Schmerzen, Funktionseinbußen und Gewebszerstörungen.

Bedingt durch die wohl häufigste und bekannteste Rheuma-Art, die rheumatoide Arthritis oder primär chronische Polyarthritis, ist es in der allgemeinen Wahrnehmung allerdings bezüglich des Rheumabegriffs zu einem doppelten Irrtum gekommen: Weil die rheumatoide Arthritis sich vorwiegend an den Gelenken mit Verformungen und Schmerzen abspielt, werden fälschlicherweise oft andere Gelenkerkrankungen, die mit Zerstörung und Schmerzen an den Gelenken einhergehen, ebenfalls als Rheuma bezeichnet, obwohl sie damit nichts zu tun haben. Der zweite Irrtum: Im Gegensatz zu der durch den Bekanntheitsgrad der rheumatoiden Arthritis entstandenen landläufigen Annahme, dass Rheuma hauptsächlich an den Gelenken und dem Bewegungsapparat auftritt, tritt das echte Rheuma in unterschiedlichen Varianten mit unterschiedlichen Ursachen auch an anderen Geweben und sogar an Organen auf, wie beispielsweise am Herzen (rheumatisches Fieber). Es ist also weder jede Gelenkentzündung Rheuma, noch ist jede Rheumaerkrankung eine Erkrankung von Gelenken!

Das echte Rheuma ist durch Antikörperangriffe auf körpereigene Gewebeanteile definiert. In diesen Fällen gelingt dem Immunsystem die wichtige Unterscheidung zwischen »eigen« und »fremd« nicht! Je nach Art der Erkrankung kommt es beispielsweise zur Zerstörung von Nervenhüllen (Multiple Sklerose), von Hautzellen (Psoriasis), von Schilddrüsenzellen (Hashimoto-Thyreoiditis, M. Basedow), von Bauchspeicheldrüsenzellen (Diabetes Typ I) und vielem anderen mehr.

Vom eigentlichen Rheuma abgegrenzt werden müssen Krankheiten, die zwar auch mit Entzündungen, Schmerzen und Destruktionen an den Geweben einhergehen und schwerwiegend sind, aber nicht durch Autoantikörper verursacht werden: Hier sind zuallererst die degenerativen Gelenkerkrankungen zu nennen, die ebenfalls chronisch progressiv mit Schmerzen und Gelenkzerstörungen verlaufen, aber durch mechanische Abnutzung bei Überbeanspruchung oder/und Alterungsprozessen entstehen. Gegen diese Gelenkerkrankung hilft vor allem eine gute Krankengymnastik, um einen achtsamen, schonenden Umgang mit den betroffenen Gelenken einzuüben und somit weiterem Verschleiß vorzubeugen. Darüber hinaus sind auch antientzündliche und knorpelernährende Maßnahmen erforderlich.

Auch die häufig als Weichteilrheuma bezeichnete Fibromyalgie wird nicht durch Autoantikörper hervorgerufen und ist nicht primär entzündlich bedingt. Daher gehört sie ebenfalls nicht zu den Rheumaerkrankungen. Die genauen Auslöser einer Fibromyalgie kennt man noch nicht; man weiß aber, dass psychosoziale Faktoren eine Rolle spielen und dass die emotionale Reaktion auf Stress und schwierige Lebenssituationen eine wichtige Ursache darstellt.

Gerade bei diesen Erkrankungen helfen aber trotzdem viele der Naturheilverfahren, die Sie noch kennenlernen werden, wenn auch nicht alle gleichermaßen gut, da andere Ursachen zugrunde liegen.

Sogar die Gicht, eine Stoffwechselerkrankung, die durch zu viel Harnsäure im Blut Entzündungen, Zerstörung und Schmerzen an Gelenken hervorruft, wird fälschlicherweise umgangssprachlich öfters als Rheuma bezeichnet, obwohl auch sie nichts mit Antikörpern zu tun hat. Sie lässt sich sehr wirkungsvoll mit einer Diät behandeln, die die Harnsäurebildung im Körperstoffwechsel minimiert; wenn sie konsequent eingehalten wird, benötigt man keine zusätzlichen Therapien. Tabellen für eine solche Diät finden Sie im Internet.

Einige zusätzliche Tipps gegen Gicht

- Vitamin C senkt effizient die Harnsäure im Blut. Aber bitte nun nicht massenhaft Vitamin-C-haltige Zitrusfrüchte essen und Fruchtsäfte trinken, denn damit würden Sie wegen deren Fruktosegehalt die Harnsäure erhöhen! Grüne und gelbe (keine roten) Paprika sind hier ein guter Ersatz. Wer keine Paprika mag: Es gibt kostengünstige Vitamin-C-Tabletten in der Apotheke oder Drogerie.
- Losartan: Wenn Sie gleichzeitig an Bluthochdruck leiden, fragen Sie Ihren Arzt, ob das blutdrucksenkende Mittel Losartan vielleicht bei Ihnen zum Einsatz kommen kann, denn dieses Medikament hat die schöne Nebenwirkung, den Harnsäuregehalt in Ihrem Blut zu senken, indem es die Rückresorption von Harnsäure in der Niere verhindert und damit die Harnsäureausscheidung fördert.
- Verzichten Sie auf Diuretika (Entwässerungsmittel), wenn es medizinisch möglich ist, sprechen Sie aber vorher bitte unbedingt mit Ihrem Arzt! Diuretika hindern die Ausscheidung von Harnsäure mit dem Urin, dadurch steigt der Harnsäurespiegel im Blut!
- Verzichten Sie auf Fasten! Durch das Fasten werden im Körper Ketonkörper gebildet, die die Harnsäureausscheidung hindern, was Gichtanfälle begünstigt!

Autoimmunerkrankungen allgemein

Autoimmunerkrankungen sind in den westlichen Ländern auf dem Vormarsch.

Mittlerweile sind ungefähr 7–10 % der Weltbevölkerung davon betroffen, wobei ganz besonders der Diabetes mellitus Typ I und die Multiple Sklerose hervorstechen, daneben verzeichnet man aber auch bei der rheumatoiden Arthritis eine deutliche Zunahme. Es gibt ca. 100 verschiedene Arten von Autoimmunerkrankungen, die mittlerweile nach den Herz-Kreislauf- und Krebserkrankungen zu den häufigsten Erkrankungen zählen.

Wie entsteht eine Autoimmunerkrankung?

Bei Autoimmunerkrankungen wie beispielsweise Rheuma und Multipler Sklerose kommt es zu einer Fehlfunktion des erworbenen (spezifischen) Immunsystems. Im Laufe unseres Lebens kommen wir immer wieder mit verschiedenen Krankheitserregern und Fremdstoffen in Kontakt. Wir erinnern uns: Die T- und B-Lymphozyten des spezifischen Systems bilden gegen diese unterschiedlichen »Angreifer« Antikörper, die hochspezifisch nur auf je eine einzige Art von Erreger reagieren und sich an dessen Oberfläche fest binden, um ihn zu vernichten. Das klappt im Allgemeinen auch sehr gut. Wie aber kommt es dann zu Fehlfunktionen des Immunsystems?

Genetik

Leider gibt es genetisch bedingt Merkmale von körpereigenen Zellen und Substanzen, die denen von Fremdantigenen, beispielsweise von Bakterien, zum Verwechseln ähnlich sind. Wenn nun die gegen ein körperfremdes Antigen gebildeten Antikörper irrtümlich beginnen, sich an solche körpereigenen Zellen zu heften, die sie eigentlich im Interesse des Organismus akzeptieren und ungeschoren lassen sollten, kommt es durch diese Fehlfunktion zu Angriffen auf Körpersubstanzen und deren Zerstörung. Die Immunzellen beginnen aus unterschiedlichen Gründen, zum Beispiel eigene Gelenkknorpel, Schilddrüsengewebe, Hirnsubstanz usw. zu attackieren.

Je nachdem, gegen welche Zellen oder Körpersubstanzen fehlgeleitete Antikörper gebildet werden, manifestieren die Autoimmunerkrankungen sich dabei nur an einzelnen Organen oder, wenn die angegriffenen Zellstrukturen sich nicht nur in einem Organ befinden, sondern wie zum Beispiel als Bindegewebszellen überall in den Geweben vorkommen, durchaus auch verstreut im ganzen Körper. Daraus folgt eine große Vielfalt an Symptomen!

Beispielsweise beim rheumatischen Fieber hat man genau hierin die zugrunde liegende Ursache erkannt: Die genetische Ausstattung von bestimmten Bindegewebszellen, insbesondere am Herzen, ist hier bei einigen Menschen dem genetischen Material von Bakterien sehr ähnlich, die zum Beispiel Scharlach hervorrufen. Nach einem Scharlachinfekt mit diesen Bakterien passen daher dann die gegen die Scharlacherreger gebildeten Antikörper auch auf die Bindegewebszellen solcher Menschen – das Unglück nimmt seinen Lauf: Die körpereigenen Zellen werden attackiert, es entwickelt sich rheumatisches Fieber.

Der Zusammenhang zwischen genetischer Ähnlichkeit und dem Angriff auf körpereigene Zellen wird auch durch eine Beobachtung bei einer anderen Autoimmunerkrankung gestützt, der rheumatoiden Arthritis. Sie tritt nur bei Menschen mit ganz bestimmten Genmerkmalen auf, die so spezifisch sind, dass die Bestimmung dieser Genmuster sogar zur Diagnosestellung herangezogen wird. Mehr dazu erfahren Sie bei der Beschreibung der einzelnen Erkrankungen (Seite 38).

Da Gene vererbt werden können, ergibt sich auch eine familiäre Anfälligkeit für bestimmte Autoimmunerkrankungen. Denn es werden nur solche körpereigenen Zellen mit Bakterien, Viren oder Ähnliches verwechselt, die diese ganz bestimmten, den Erregern ähnlichen genetischen Merkmale tragen. Alle anderen Menschen erkranken auch nach Infektionen mit solchen Erregern nicht, sie sind durch ihre genetische Ausstattung sozusagen geschützt.

In der Genetik liegt also einer der Gründe für Autoimmunkrankheiten. Aber keineswegs jeder mit verwechslungsanfälligen Genmustern bekommt eine Autoimmunerkrankung. Die Erkrankung entwickelt sich erst, nachdem man mit einem zur Verwechslung führenden Erreger oder einer entsprechenden Substanz in Kontakt gekommen ist. Es hängt also auch bei genetischer Veranlagung von den Umweltbedingungen ab, ob man erkrankt, teilweise auch davon, wie und ob man sich vor entsprechenden Infektionen oder auch bestimmten Substanzen wie zum Beispiel Konservierungsmitteln schützt, denn auch diese können den Merkmalen körpereigener Gewebe sehr stark ähneln und dadurch das Immunsystem irrtümlich zum Angriff darauf führen.

Verletzungen

Autoimmunreaktionen treten auch infolge von Verletzungen auf. Wenn durch die Verletzung Gewebe in andere Körperbereiche versprengt wird, erkennt das Immun system diese Gewebsanteile dort, wo sie nicht hingehören, als fremd und bildet als Reaktion darauf Antikörper gegen das Gewebe am falschen Ort. Diese Antikörper greifen dann aber leider anschließend auch das Gewebe am Ursprungsort an, es handelt sich ja um dasselbe Gewebe! Hier ein Beispiel: Nach einer Verletzung des Auges kann es vorkommen, dass Substanzen aus dem Auge in die Umgebung gelangen, woraufhin die Körperabwehr alarmiert wird und Antikörper dagegen bildet. Das führt in der Folge dazu, dass auch die entsprechenden Substanzen im Auge selbst vom Immunsystem angegriffen werden. Hier bedarf es einer schnellen Immunsuppression zum Schutz des Auges!

Veränderungen von Gewebsmerkmalen

Teilweise werden aber auch die bislang von der Immunabwehr tolerierten körpereigenen Gewebe zum Beispiel durch Infektionen so verändert, dass sie nicht mehr als »eigen« erkannt und daher vom Immunsystem angegriffen werden.

Solche verfremdenden Gewebsveränderungen können einerseits durch Infektionen bewirkt werden, man hat andererseits aber genauso Umweltgifte wie Schwermetalle oder auch Weichmacher in Kunststoffen und andere Gifte im Verdacht: So scheinen bestimmte Arbeitsplätze zum gehäuften Auftreten von bestimmten Autoimmunkrankheiten zu führen, wobei sicherlich Gifte eine Rolle spielen. Dort, wo mit Mineralöl oder Silikonstäuben hantiert wird, sieht man vermehrt das Auftreten von Gelenkrheuma, bestimmte Inhaltsstoffe von Kosmetika bringt man mit Lupus erythematodes in Zusammenhang, Weichmacher in Plastik mit der Hashimoto-Thyreoiditis.

Leaky-Gut-Syndrom und andere Störungen der Barrierefunktionen des Körpers

Insgesamt erhöhen Beeinträchtigungen der Grenzflächen des Körpers zur Außenwelt die Gefahr für Autoaggressionserkrankungen. Die Eintrittspforten in den Körper wie die Haut, die Schleimhaut des Darmes, die Bronchialschleimhaut der Lunge müssen vor dem »Einbrechen« von Antigenen, die anschließend eine Abwehrreaktion im Körper auslösen, geschützt werden. Eine solche durch Fremdproteine oder andere Bestandteile aus der Nahrung (Darm), aus der Atemluft (Lunge), Bakterien, Viren usw. bedingte Immunreaktion muss zwar nicht immer unbedingt zu einer Autoimmunerkrankung führen, aber sie ebnet durchaus den Weg dafür. Denn bei der Vielzahl von Fremdantigenen, die bei geschädigter Barrierefunktion der Haut oder Schleimhaut in das Körperinnere gelangen, kann es durchaus vorkommen, dass die von unserer Abwehr dagegen gebildeten Antikörper auch auf die Antigene von Strukturen unserer eigenen Gewebe passen, die infolgedessen dann angegriffen und zerstört werden. Jedes Leaky-Gut-Syndrom, also Syndrom des löchrigen Darms (»Leaky-Gut-Syndrom«, Seite 113), rissige Haut oder gar chronisch schwelende Hautentzündungen sowie auch Schädigungen der Bronchialschleimhaut durch das Rauchen können auf diese Weise zu einer Autoimmunerkrankung führen.

Hormone

Insbesondere die Geschlechtshormone scheinen ebenfalls eine Rolle bei der Entstehung und Schubauslösung von Autoimmunerkrankungen zu spielen. So beobachtet man beispielsweise, dass solche Krankheiten durch eine Schwangerschaft getriggert werden. Auch die Beobachtung, dass die meisten Autoimmunkrankheiten vorwiegend bei Frauen auftreten, legt den Zusammenhang mit Geschlechtshormonen nahe.

Übertriebene Hygiene in der Kindheit

Ebenso hat man eine übertriebene Hygiene in der Kindheit im Verdacht, an der Entstehung von Autoimmunerkrankungen beteiligt zu sein. Mangelnde Schulung der immunkompetenten Zellen im Thymus, bedingt durch zu wenig Kontakt mit unterschiedlichen Krankheitskeimen, scheint hier der dahinterliegende Grund zu sein. Länder mit einem Höchstmaß an Hygiene haben deutlich mehr Patienten, die an Autoimmunkrankheiten erkrankt sind.

Psychoneuroimmunologische Zusammenhänge

Zuletzt sei noch erwähnt, dass man auch psychoneuroimmunologische Zusammenhänge sowohl bei der Entstehung als auch beim Auslösen von Erkrankungsschüben erkannt hat, also eine Wechselwirkung zwischen Psyche, Nerven- und Immunsystem. Solche Zusammenhänge lernen Sie im Folgenden bei der Betrachtung der einzelnen Autoimmunkrankheiten kennen.

Verlauf einer Autoimmunerkrankung

Viele Autoimmunkrankheiten verlaufen typischerweise in Schüben, die teilweise schnell aufeinander folgen, teilweise aber auch Jahre oder Jahrzehnte Abstand zueinander haben. Andererseits gibt es aber auch Verläufe mit einer steten Weiterentwicklung ohne zwischenzeitliche Stillstände oder aber auch im Gegenteil einen kompletten Stillstand in der Krankheitsentwicklung. Ganz selten klingt eine Autoimmunerkrankung aus unerfindlichen Gründen plötzlich wieder ab und heilt aus. Man hat Zusammenhänge des Auftretens von erneuten Schüben mit Stress, Infektionen, Übergewicht, Rauchen, Ernährung, hormonellen Umstellungen (Pubertät, Schwangerschaft usw.) und Lebensstil beobachtet.

Sie können aber versuchen, auf den Verlauf Ihrer Krankheit Einfluss zu nehmen: Teilweise scheint der Mangel an bestimmten Vitaminen hinter dem Auslösen von Schüben zu stecken. Das ist logisch, da einige Vitamine Wirkungen auf die Abwehrfunktionen im Körper haben. Dies trifft beispielsweise bei einem Vitamin-D_3-Mangel zu, über den Sie mehr im Kapitel »Naturheilkundliche Therapien« (Seite 92) erfahren.

Weiterhin kann ein Mangel an entzündungsberuhigenden Botenstoffen und auch an α-2-Makroglobulin, einem wichtigen Protein aus der Leber, das Gleichgewicht zwischen Aktivierung und Regulation des Immunsystems stören. Es kommt somit zu verlängerten oder sogar chronischen Abwehr- und Entzündungsreaktionen oder eben auch häufig aufflammenden Schüben bei einer Autoimmunerkrankung. Ein solcher Mangel entsteht beispielsweise durch Eiweißmangel (insbesondere von Globulin), Rauchen oder Alterungsprozesse. Auch ein hoher Zuckerkonsum fördert nachgewiesenermaßen die Entzündungsbereitschaft im Körper und beschleunigt das Auftreten von erneuten Schüben. Bei vielen Autoimmunerkrankungen rätselt man aber noch darüber, wie es zu deren Auftreten und erneuten Schüben kommt.

Sie werden bei der Besprechung der einzelnen Autoimmunerkrankungen bemerken, dass Frauen bei den allermeisten Autoimmunerkrankungen deutlich häufiger betroffen sind als Männer. Den Grund hierfür kennt man noch nicht wirklich, aber man vermutet Zusammenhänge mit großen Hormonschwankungen bei Frauen durch ihren monatlichen Zyklus sowie durch Schwangerschaften und Stillzeiten, was bei Männern nicht der Fall ist.

Im deutschsprachigen Raum wird auch die Bezeichnung »Kollagenosen« (Bindegewebserkrankungen) für autoimmunverursachte Erkrankungen verwandt. Der Begriff wurde geprägt, als man den Hintergrund für diese Krankheiten noch nicht kannte und davon ausging, dass sie mit Dysfunktionen des Bindegewebes zusammenhängen. Allerdings betreffen keineswegs alle Autoimmunerkrankungen das Bindegewebe; auch fehlt in diesem Begriff der Bezug zur Autoaggression.

Allergien

Den Autoimmunerkrankungen sehr ähnlich ist die Allergie. Auch hierbei greift das erworbene Immunsystem Substanzen an, die es eigentlich schonen sollte.

Allergien stellen einen Spezialbereich innerhalb der Fehlfunktionen des Immunsystems dar: Während das reguläre Immunsystem in den Körper eingedrungene Krankheitserreger abwehrt und darüber hinaus sogar auch noch alles andere, das es als »fremd und gefährlich« erkannt hat (so zum Beispiel auch Fremdkörper wie Splitter in der Haut bis hin zu Krebszellen, die im Körper selbst entstanden sind), um den Organismus vor Schäden zu schützen, greift das Immunsystem bei Allergien Substanzen wie etwa Blütenpollen an, die dem Körper nicht gefährlich werden können und die es eigentlich tolerieren sollte, um den Organismus vor unnötigen Belastungen durch Entzündungsreaktionen zu bewahren.

Wie kommt es zu einer Allergie?

Allergien gehen vom erworbenen (spezifischen) Immunsystem aus. Die antikörperbildenden Zellen, die T- und die B-Lymphozyten, müssen nach dem Heranreifen im Knochenmark erst einmal lernen, was »fremd« und was »nicht fremd« ist und was sie abwehren müssen oder bei fremden Substanzen sogar tolerieren sollen. Die T-Lymphozyten gehen dazu in der Thymusdrüse in die Schule wie beschrieben im Kapitel »Das gesunde Immunsystem« (Seite 10).

Man vermutet, dass es zur Erziehung des Immunsystems unter anderem ausreichend Kontakte mit Krankheitserregern braucht, damit seine Zellen genügend Erfahrungen bei der Unterscheidung zwischen gefährlich und ungefährlich sammeln können. Wenn nun Kinder unter relativ keimfreien Bedingungen aufwachsen – sogenannte »Sagrotan-Kinder« (Sagrotan ist ein Desinfektionsmittel) –, sie nur Dinge in die Hände bekommen, die vorher desinfiziert wurden, fehlt den Abwehrzellen diese Erfahrung in gewissem

Maß. Denn beim ersten Kontakt mit einer neuen Substanz prüft das Immunsystem, ob diese neue Substanz dem Organismus gefährlich werden kann. Dabei kann es nun passieren, dass dem unerfahrenen Immunsystem Fehleinschätzungen unterlaufen und es eine harmlose Substanz als schädlich für den Körper einstuft! Es bildet Gedächtniszellen, die dafür sorgen, dass beim nächsten Kontakt mit dieser Substanz Abwehrmechanismen hochgefahren werden: Eine Allergie ist entstanden.

Allergien können recht harmlos sein, wie beispielsweise beim allergisch bedingten Schnupfen. Häufigster Vertreter ist hier der Heuschnupfen, bei dem es beim Kontakt mit Gräserpollen und auch mit Heu durch die Wirkungen bestimmter Antikörper zu laufender Nase und tränenden Augen kommt. Wenn Heuschnupfen zu lange ignoriert wird, man sich also weiter Gräsern usw. aussetzt, beginnen allerdings auch die Bronchien der Lunge ebenfalls zu reagieren und sich zu verkrampfen. Hier hat man es dann mit einem allergischen Asthma zu tun.

Gegen Nahrungsmittel werden ebenfalls sehr oft Allergien ausgebildet, wodurch es nach dem Verzehr der entsprechenden Lebensmittel zu Durchfall, Hautausschlägen, Herzrasen usw. kommt. Schuld ist hier eine durch das Immunsystem veranlasste Histaminausschüttung; Histamin ist eine Substanz, die zu Gefäßerweiterungen, Juckreiz, Entzündungen usw. führt.

Im Prinzip können gegen sämtliche Substanzen, mit denen der Körper in Kontakt kommt, Allergien durch fälschlicherweise gebildete Antikörper ausgelöst werden.

Problematisch ist dabei, dass nach jedem weiteren Kontakt mit dem Allergen mehr und mehr Gedächtniszellen gebildet und immer mehr Antikörper gebildet werden. Die Symptome werden daher von Mal zu Mal immer heftiger, bis die allergische Antwort sich so sehr hochgeschaukelt hat, dass es zu einem anaphylaktischen Schock kommt, der das Versagen der lebensnotwendigen Körperfunktionen bedingen kann.

Um allergischen Reaktionen vorzubeugen, hilft nur die Vermeidung des Allergens. Falls das nicht möglich ist, müssen immunsuppressive Medikamente eingenommen werden. Desensibilisierungsbehandlungen können versucht werden, allerdings entwickelt das nicht gut ausgebildete Immunsystem oft recht schnell wieder völlig neue Allergien.

Autoimmunerkrankungen und ihre Symptome

Ein Überblick über die wichtigsten Krankheitsbilder, ihre Ursachen und typische Anzeichen.

Auch wenn der zugrunde liegende Mechanismus der fehlgeleiteten spezifischen Abwehr wie oben geschildert bei allen diesen Erkrankungen derselbe ist, unterscheiden sie sich erheblich in ihren Symptomen und in ihren Auswirkungen für den Organismus, da beides entscheidend von den angegriffenen Zellen und Strukturen im Körper abhängt. Die verschiedenen Arten von Autoimmunkrankheiten können durchaus auch in unterschiedlichen Kombinationen vorkommen.

Rheumatoide Arthritis

Bei der rheumatoiden Arthritis (auch primär chronische Polyarthritis genannt) attackiert das spezifische Immunsystem irrtümlich die Gelenkinnenhaut (Synovia); leider greift die Entzündung dann auf die angrenzenden Knorpel und Knochen über, es werden nach und nach sämtliche Gelenkstrukturen zerstört.

Die rheumatoide Arthritis äußert sich folglich in einer chronisch fortschreitenden Entzündung an den Gelenken, was bei zunehmenden Zerstörungen letztendlich zur Invalidität führen kann. Außer an den Gelenken kommt es in einigen Fällen auch zum Angriff auf Organe.

Zu den typischen Symptomen gehören Schmerzen an den Gelenken, die meist an Finger- und Zehengelenken beginnen, die infolgedessen anschwellen. Durch fortschreitende Zerstörungen kommt es zunächst zu Verformungen der Finger (Schwanenhalsdeformität, Abkippen der

Finger vom Daumen weg und mehr). Die Beweglichkeit und das Greifen sind eingeschränkt, an den Füßen können ähnliche Deformitäten auftreten. Alle anderen Gelenke können genauso betroffen sein, wobei charakteristischerweise ein symmetrischer Befall auf beiden Körperhälften vorliegt. Ebenso können die Sehnenansätze an den Knochen, die Sehnenscheiden und auch Schleimbeutel, die auf den Gelenken liegen, betroffen sein – durch solche Entzündungen erklärt sich das Auftreten von Rheumaknoten zum Beispiel an den Unterarmen. Durch die Entzündungen an Gelenken und Sehnen entsteht häufig eine ausgeprägte Morgensteifigkeit, die sich im Laufe des Tages etwas bessert. Eine Mitbeteiligung der Halswirbelsäule, die im Spätstadium auftreten kann und letztendlich Lähmungen verursachen könnte, muss unbedingt vermieden werden.

Die im ganzen Körper aktiven Entzündungsherde nehmen dem Organismus viel Energie. Man fühlt sich müde und weniger leistungsfähig, teilweise treten auch Fieber und Nachtschweiß auf.

Frauen sind dreimal häufiger betroffen als Männer, der Beginn liegt meistens jenseits des 40.–50. Lebensjahres, obwohl auch schon Kinder daran erkranken können (juvenile idiopathische Arthritis). Circa 1 % der Weltbevölkerung leidet an einer rheumatoiden Arthritis, sie ist damit eine der häufigsten Gelenkerkrankungen.

Den Grund für den irrtümlichen Angriff auf die körpereigenen Gelenke vermutet man in einer Antigen-Kreuzreaktivität, bedingt durch eine sehr große Ähnlichkeit der Merkmale der Synovia-Zellen der Erkrankten mit den Merkmalen von bestimmten Bakterien: Rheumatoide Arthritis tritt häufig auf nach Infektionen mit Citrobakter-Bakterien, die Harnwegsinfektionen auslösen, oder auch nach Lungenentzündungen beziehungsweise Harnwegsinfekten mit Klebsiella-Bakterien. Eine genetische Ursache ist insofern mit Sicherheit gegeben, da die genetischen Merkmale der Synovia-Zellen, gegen die sich die Antikörper wenden, von den Eltern vererbt werden können und die Krankheit familiär gehäuft auftritt. Nachkommen tragen das Risiko, im Laufe ihres weiteren Lebens an rheumatoider Arthritis zu erkranken, sobald sie mit einem entsprechend kreuzreaktiven Bakterium infiziert wurden.

Bei Rauchern kommt die Erkrankung deutlich häufiger vor als bei Nichtrauchern und verläuft dann auch meistens schwerer. Auch Schübe treten bei Rauchern gehäufter auf. Umwelteinflüsse stehen ebenfalls als Auslöser in Verdacht, die Zusammenhänge sind aber noch nicht richtig geklärt.

Psychische Faktoren

Forscher konnten zeigen, dass bei der Entstehung einer rheumatoiden Arthritis wie auch bei anderen Autoimmunerkrankungen psychische Faktoren mitwirken: Schon Ende des 19. Jahrhunderts wurde beobachtet, dass eine rheumatoide Arthritis durch einen psychischen oder emotionalen Schock, Trauer und länger anhaltende Angstzustände ausgelöst werden kann, beziehungsweise bei Bestehen der Erkrankung Schübe bewirkt werden können. Bei späteren Forschungen sah man, dass auch bestimmte Persönlichkeitsmerkmale wie Ängstlichkeit, Perfektionismus, Hang zur Selbstaufopferung, Normorientiertheit mit übermäßiger Angepasstheit u. Ä. besonders häufig bei Patienten mit rheumatoider Arthritis vorliegen, genauso wie auch das Unterdrücken von Gefühlen wie Wut und Aggression[6].

Ob es tatsächlich eine »Rheumapersönlichkeit« gibt, darüber wird diskutiert; aber ob das Vorliegen der oben genannten Persönlichkeitsmerkmale zu Rheuma führt oder ob Rheuma diese psychischen Merkmale hervorbringt, ist schwer zu sagen.

Eine Beeinflussung des Immunsystems durch die Psyche ist wissenschaftlich allerdings tatsächlich nachweisbar: Stress und andere psychische Alterationen bewirken im Organismus eine Veränderung im sympathischen Nervensystem. Es wird weniger entzündungshemmendes Hormon Cortisol ausgeschüttet, wodurch wiederum Entzündungs- und Abwehrmaßnahmen im Körper ansteigen, weil sie nicht mehr adäquat vom Cortisol gebremst werden.[7]

Weil bei der rheumatoiden Arthritis ganz bestimmte Entzündungsparameter im Serum des Blutes nachweisbar sind, nennt man diese Art der Arthritis auch seropositive chronische Polyarthritis. Der Rheumafaktor ist allerdings manchmal auch bei anderen Krankheiten und sogar teilweise bei Gesunden erhöht, die zyklischen citrullinierten Peptide (CCP) sind schon etwas spezifischer für eine rheumatoide Arthritis.

Es gibt mehr oder weniger schwere Verläufe, im Allgemeinen schreitet die rheumatoide Arthritis in Schüben chronisch voran. Die Häufigkeit und Ausprägung von Schüben sind dabei individuell sehr unterschiedlich. Über die Bestimmung der Laborwerte C-reaktives Protein (CRP) und Blutkörperchensenkungsgeschwindigkeit (BKS) kann man die Aktivität der Entzündung recht gut kontrollieren.

Polymyalgia rheumatica

Als Ursache für die Polymyalgia rheumatica nimmt man an, dass das Immunsystem Autoantikörper gegen Bestandteile seiner eigenen Blutgefäße, vor allem in den großen und mittelgroßen Arterien, bildet. Durch die entstehende Gefäßentzündung (Vaskulitis) kommt es zu Schäden am Endothel, der Innenhaut der Blutgefäße. Hierdurch wiederum treten Schwellungen und Narben innerhalb der Arterien mit Engstellen und Verstopfungen (Stenosen) auf, die in den von ihnen versorgten Organbezirken und Geweben keine ausreichende Versorgung mehr zulassen. Es kommt zunächst zu Funktionseinbußen und bei längerem Bestehen zu Gewebszerstörungen durch mangelhafte Durchblutung.

Bemerkbar macht sich die Krankheit durch oft plötzlich, manchmal aber auch nur schleichend auftretende Schmerzen im Schulter- und Beckengürtel, häufig ausstrahlend in den Nacken und Rücken, gefolgt von Bewegungseinschränkungen bis hin zur Bewegungsunfähigkeit. Die Schmerzen sind seitengleich und teilweise so heftig, dass sich der Betroffene kaum noch bewegen kann, morgens und nach Ruhephasen am ausgeprägtesten. Begleitet wird die Symptomatik eventuell von Fieber, schlechtem Allgemeinbefinden und Gewichtsverlust.

Relativ oft tritt die Polymyalgia rheumatica mit einer Riesenzellarteriitis auf, die Sie weiter unten noch kennenlernen werden. Mittlerweile gehen viele Forscher davon aus, dass es sich um zwei Formen derselben Krankheit handelt, wobei die Polymyalgia rheumatica etwas häufiger auftritt. Das häufige Zusammentreffen dieser beiden Erkrankungen ist ein weiteres Indiz für die These, dass es sich auch bei der Polymyalgia rheumatica um eine antikörperbedingte Entzündung der Gefäße handelt.

Die Polymyalgia rheumatica ist nach der rheumatoiden Arthritis die zweithäufigste entzündlich-rheumatische Erkrankung, vorwiegend bei über 55-Jährigen, wobei sie in nordeuropäischen Ländern sehr viel öfter vorkommt als in südeuropäischen oder nordamerikanischen. Ebenfalls sind im ländlichen Raum sehr viel mehr Menschen betroffen als in Städten. Nach dem Grund dafür forscht man noch. Die Erkrankung betrifft nur selten Menschen unter 60 Jahren, Frauen erkranken fast doppelt so häufig daran als Männer.[8]

Die Diagnose wird anhand der typischen Schmerzen und starken Bewegungseinschränkungen, dem Beginn in höherem Lebensalter (> 60), dem meist plötzlichen Neuauftreten gestellt. Im Labor sind die Entzündungsparameter BKS und CRP deutlich erhöht, aber ohne erhöhte Rheumafaktoren. Die Elektromyografie ist unauffällig, ebenso die Muskelbiopsie; dahingegen zeigen sich Entzündungszeichen und Schäden an den Gefäßen. Fast beweisend für die Erkrankung ist das prompte Ansprechen einer Therapie mit hochdosiertem Prednison (Kortison), die Beschwerden verschwinden oft schon nach 24 Stunden. Durch die sehr gute Therapierbarkeit ist die Prognose der Polymyalgia rheumatica äußerst günstig.

Riesenzellarteriitis (Arteriitis temporalis, Morbus Horton)

Die Riesenzellarteriitis tritt etwa in 50–60 % der Fälle gleichzeitig mit einer

Polymyalgia rheumatica auf, weshalb angenommen wird, dass es sich bei beiden Krankheiten um verschiedene Ausprägungen derselben Art handelt.

Als Ursache vermutet man auch hier einen Angriff des Immunsystems auf die körpereigenen Zellen der mittelgroßen und großen Arterien und der sich daraus ergebenden Entzündungen und Schwellungen insbesondere an der Innenauskleidung der Gefäße. Daraus resultieren wie bei der Polymyalgia rheumatica Verengungen und/oder Stenosen der Blutgefäße, gefolgt von schlechter Durchblutung der abhängigen Gewebe, was zu Schmerzen und Ausfallerscheinungen führt.

Man vermutet, dass die Kreuzreaktivität durch Infektionen mit zum Beispiel Influenzaviren, Borrelien und Klebsiellen ausgelöst wird, zumindest beobachtet man ein gehäuftes Auftreten nach diesen Erkrankungen.

Bei der Riesenzellarteriitis sind vorwiegend die Arterien vom Oberkörper aufwärts betroffen, ganz typisch dabei die Schläfenarterien, die für die Versorgung von Schläfe, Kiefermuskulatur, Kopfhaut und auch der Sehnerven zuständig sind (lat. temporalis = die Schläfe betreffend, daher der Name »Arteriitis temporalis«). Bei Befall treten die Schläfenarterien dick geschwollen hervor.

Auch bei dieser Erkrankung treten die Symptome teilweise sehr plötzlich auf, nur selten beginnen sie schleichend: einschießende Schmerzen in der Schläfenregion, sehr starke Kopfschmerzen, Kopfhautschmerzen beim Kämmen, Gesichtsmuskelschmerzen beim Kauen. Kritisch wird es für den Patienten, wenn die Arterien, die den Sehnerv versorgen, geschädigt werden – die daraus folgende Minderdurchblutung kann bis zur Erblindung führen. Sehr selten entstehen Minderversorgungen des Gehirns mit sich daraus ergebenden Schlaganfällen.

Auch die Riesenzellarteriitis kommt in Europa und Nordamerika sehr häufig vor, die Anzahl der Fälle wird auf ca. 0,6 % geschätzt. Dabei sind die Patienten auch hier deutlich über 60 Jahre alt, die Inzidenz ist mit 80 Jahren am höchsten. Auch diese Krankheit befällt Frauen ungefähr doppelt so oft wie Männer.

Die Diagnose wird vorwiegend anhand der extremen Kopfschmerzen kombiniert mit dem erhöhten Alter der Patienten und den typischen Befunden an den Schläfenarterien gestellt: Letztere treten deutlich hervor und sind derb knotig und druckschmerzhaft; eine Ultraschalluntersuchung, eine Magnetresonanztomografie (MRT) und eine Biopsie an den Schläfenarterien, in denen sich starke Entzündungszeichen zeigen, bestätigen die Diagnose. Wegen der Entzündungsreaktion sind die Laborparameter CRP und BKS deutlich erhöht. Der Augenarzt stellt bei Beteiligung des Sehnervs kennzeichnende Veränderungen an der Papille des

Auges fest. In diesem Fall muss schnellstmöglich gehandelt werden.

Wie bei der Polymyalgia rheumatica besteht bei der Riesenzellarteriitis eine gute Prognose, wenn so schnell wie möglich mit der Therapie mit Kortison begonnen wird, um Erblindung und Schlaganfälle zu vermeiden. Die Erkrankung kommt unter der Therapie sehr schnell zum Stillstand, Rückfälle treten aber auf, wenn die Behandlung beendet wird, weil die Antikörperbildung in diesem Fall wieder ihr Zerstörungswerk an den Arterien fortsetzt.

Sklerodermie

Als Auslöser der Sklerodermie werden antinukleäre Antikörper, also Antikörper gegen Zellkerne vermutet, die aus bisher ungeklärten Gründen vor allem die Zellen an den Gefäßen der äußeren Haut und den Gefäßen der Schleimhaut im Magen-Darm-Trakt attackieren. Dies bedingt – wie bei den oben genannten Gefäßentzündungen – eine Minderdurchblutung, in diesem Fall in den betreffenden Haut- und Schleimhautbezirken.

Als Folge der schlechteren Durchblutung kommt es zur Verhärtung der Haut oder Schleimhaut, ganz besonders davon betroffen sind das Gesicht, die Hände und Füße, angefangen bei den Fingern und Zehen. Die Minderdurchblutung der Finger führt oft zum Raynaud-Syndrom, bei dem die Endglieder sich bei Kälte bläulich-weiß verfärben.

Achtung

Das Raynaud-Syndrom ist zwar typisch für diese Erkrankung, tritt aber oft auch aus anderen, völlig harmlosen Gründen auf!

Finger und Zehen können immer schlechter bewegt werden, genauso erstarrt die Gesichtsmuskulatur, das typische »Maskengesicht« und die die Unfähigkeit, den Mund weit zu öffnen, sind die Folge. Öfters verhärtet sich auch die Schleimhaut der Speiseröhre, wodurch Schwierigkeiten beim Schlucken entstehen. Manchmal können sogar Nieren, Herz und Lunge mitbefallen werden mit den sich daraus ergebenden Leistungseinbußen. Durch verbesserte Diagnose- und Therapiemöglichkeiten können solche Eskalationen heutzutage fast immer vermieden werden.

Diese Autoimmunerkrankung betrifft ca. 0,05 % der Menschen, vorwiegend ab einem Alter von etwa 50 Jahren, wobei Frauen sehr viel häufiger erkranken als Männer (ca. 4:1).

Die Diagnose wird über die Hautveränderungen gestellt und mittels histologischen Nachweises von Schäden an den

Blutgefäßen (Biopsie); abgerundet wird sie durch den Nachweis von antinukleären Antikörpern im Blut.

Die Polymyalgia rheumatica, die Riesenzellarteriitis und die Sklerodermie gehören zur Gruppe der autoimmunen Vaskulitiden, also Autoimmunerkrankungen, die die Gefäße angreifen und dadurch teilweise schwere Durchblutungsstörungen in den von diesen Gefäßen versorgten Gewebsbezirken verursachen. Hierzu zählen noch weitere, die aber sehr selten auftreten, beispielsweise die Panarteriitis nodosa mit knötchenbildenden Entzündungen der mittelgroßen Arterien im ganzen Körper, die bei Männern doppelt so oft vorkommt wie bei Frauen; die Wegener-Granulomatose, die ebenfalls eher Männer betrifft und mit einer generalisierten Vaskulitis bevorzugt den Nasen-Rachen-Raum, die Lunge und die Nieren angreift, und die Takayasu-Arteriitis, die hauptsächlich die Aorta und ihre großen Nebenäste befällt. Letztere tritt bei jungen Frauen unter 40 Jahren auf.

Rheumatisches Fieber

Das rheumatische Fieber ist eine andere Art der entzündlich-rheumatischen Autoimmunerkrankungen, es kann nach einer Racheninfektion mit Bakterien auftreten, die Scharlach verursachen. Während eines Scharlachinfektes bildet das spezifische Immunsystem Antikörper gegen die verursachenden Bakterien. Leider ähnelt bei einigen Menschen das genetische Muster von Anteilen der Herzmuskelzellen und der Kollagenfasern der Herzklappen dem genetischen Muster der Scharlachbakterien so sehr, dass es nach ungefähr 2–3 Wochen – so lange braucht in diesem Falle die Bildung von Antikörpern – dort ebenfalls zu Zerstörungen durch die scharlachabwehrenden Antikörper kommt. Dadurch können Herzerkrankungen wie Herzinsuffizienz mit dem resultierenden Leistungsabfall und oft Herzklappenfehler entstehen, die Jahre später einen Herzklappenersatz nötig machen können. Glücklicherweise haben nur ca. 2–3 % der Scharlachinfektionen rheumatisches Fieber zur Folge, da eine genetische Prädisposition am Herzen Vorbedingung ist.

Im Gegensatz zur rheumatoiden Arthritis, die schleichend einsetzt, handelt es sich beim rheumatischen Fieber um eine plötzlich einsetzende Krankheit, die mit hohem Fieber beginnt. Hinzu kommen die Symptome durch die autoimmunen Angriffe auf Organe, wie oben beschrieben, am häufigsten alle Strukturen des Herzens betreffend. Auch die Gelenke können angegriffen werden; im Gegensatz zur rheumatoiden Arthritis sind beim rheumatischen Fieber aber v. a. die großen Gelenke, weniger Finger- oder Fußgelenke, betroffen. Es liegt dann meistens auch kein symmetrischer Befall vor, oft treten kurzzeitige Schmerzen in wechselnden Gelenken auf.

An der Haut kann ein Erythema anulare rheumaticum auftreten, runde Hautveränderungen mit erhabenem Randbereich am Rumpf. An den Streckseiten der Arme und Beine kann man teilweise derbe rundliche Strukturen unter der Hautoberfläche entdecken, die Rheumaknötchen.

Im schlimmsten Falle kann auch das Gehirn in Mitleidenschaft gezogen werden. Es entwickeln sich dann unkontrollierte Zuckungen der Extremitäten und/oder des Kopfes (Chorea minor), dazu kommen oft Angstgefühle, Unruhezustände oder im Gegenteil eine bleierne Antriebslosigkeit.

Wie auch bei anderen Autoimmunkrankheiten verläuft das rheumatische Fieber in Schüben: Nach sehr akutem Beginn mit hohem Fieber und unterschiedlich stark ausgeprägten weiteren Symptomen, die meistens das Herz betreffen, kommt es nach Abklingen der Symptomatik im weiteren Leben zu häufigen Rückfällen, unter denen wiederum das Herz am meisten leidet. Oft entstehen vorwiegend an der Mitral- und/oder Aortenklappe des Herzens derartig schwere Schäden, dass nach längerem Bestehen ein Herzklappenersatz nötig ist. Die Entwicklung von Schäden an anderen Organen ist individuell sehr unterschiedlich und eher zweitrangig.

Das rheumatische Fieber tritt im Gegensatz zu fast allen anderen rheumatischen Erkrankungen vor allem bei Kindern und Jugendlichen auf, überwiegend zwischen dem 3. und 15. Lebensjahr. Noch bis zur Mitte des 20. Jahrhunderts war das rheumatische Fieber eine sehr häufige Erkrankung, ist aber mittlerweile selten geworden, nachdem man den Zusammenhang mit Streptokokkeninfekten erkannt hat und diese möglichst direkt nach dem Beginn konsequent mit dem Antibiotikum Penicillin-V behandelt. Penicillin ist glücklicherweise auch heute noch fast zu 100% wirksam gegen Scharlachbakterien, da die Erreger offensichtlich keine Resistenzen dagegen bilden.

Wenn man augenblicklich mit der Antibiotikatherapie beginnt, kämpft erst einmal »nur« das unspezifische Immunsystem gegen die Scharlachinfektion ohne Antikörperbildung, das Penicillin hilft ausreichend bei der Vernichtung der Bakterien, es kommt dann gar nicht erst zum Einsatz des spezifischen Immunsystems. Die Antikörperbildung bleibt infolgedessen aus – ohne Antikörperbildung durch das spezifische System kann es keine Kreuzreaktion geben und deswegen auch kein rheumatisches Fieber! Der sofortige Einsatz der Antibiotikumtherapie ist also hier entscheidend, um den Eintritt dieser verhängnisvollen chronischen Krankheit zu vermeiden.

Auch beim rheumatischen Fieber kann man die Entzündungsaktivität gut anhand von Entzündungswerten im Blut verfolgen, hier vor allem CRP und BKS.

Diabetes mellitus Typ I

Unter den Autoimmunerkrankungen ist der Diabetes mellitus Typ I eine der häufigsten weltweit.

Während der Typ I sich meistens schon im Kindes- und Jugendlichen-Alter durch die Bildung von fehlfunktionierenden Antikörpern gegen die körpereigenen insulinbildenden Zellen der Bauchspeicheldrüse entwickelt, handelt es sich beim Typ II um eine völlig andere Erkrankung: nämlich um eine ernährungsbedingte, hervorgerufen durch den jahrelangen übermäßigen Verzehr von einfachen Kohlenhydraten wie Zucker, Kartoffeln, Brot usw. Der Typ II des Diabetes tritt vorwiegend im Laufe des späteren Lebens auf, er wird daher auch Altersdiabetes genannt.

Bei beiden Typen wird der Blutzucker durch das von der Bauchspeicheldrüse (Pankreas) gebildete Insulin nicht schnell genug und ausreichend aus dem Blutgefäßsystem entfernt, bevor es zu Schäden kommt. Aber der Grund dafür ist bei beiden Typen geradezu gegensätzlich: Beim Diabetes Typ I, der durch Autoaggression der Immunzellen gegen Pankreaszellen und durch deren Zerstörung entsteht, kann die Bauchspeicheldrüse aus Mangel an hormonbildenden Zellen immer weniger Insulin bilden.

Diabetes Typ I und Diabetes Typ II

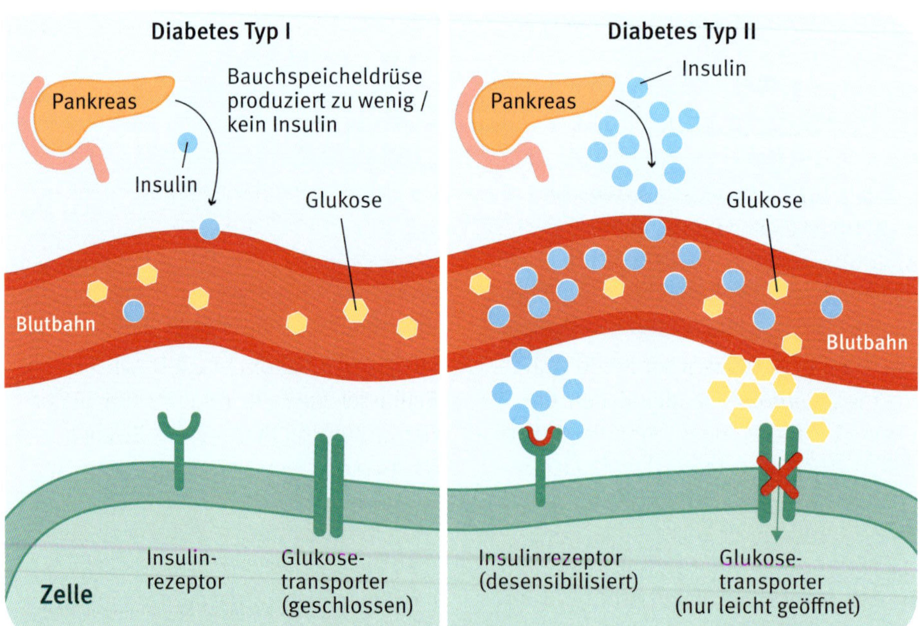

Der Diabetes Typ II ist im Gegensatz dazu eine – provokativ ausgedrückt – »angegessene« Erkrankung, bei dem die Bauchspeicheldrüse durch die kohlenhydratreiche Ernährung immer mehr Insulin bilden muss und irgendwann damit überfordert ist. Gleichzeitig reagieren die Körperzellen auf das in hohen Mengen gebildete Insulin nicht mehr ausreichend mit der Aufnahme von Zucker aus dem Blut, weil sie durch das viele Insulin abstumpfen und kaum noch darauf ansprechen.

Der Diabetes Typ II kann sogar durch Änderungen von schädlichen Ernährungsgewohnheiten wieder ausheilen, obwohl auch Erbfaktoren vorliegen! Der Typ I, dessen Antikörper für eine lebenslange Erkrankung sorgen, kann durch Ernährung nur marginal beeinflusst werden.

Bis zu 10% aller Diabeteserkrankungen in Deutschland sind vom Typ I. Wie bei anderen Autoimmunerkrankungen auch, vermutet man als zugrunde liegende Ursache für die fehlgeleitete Antikörperbildung einen Zusammenhang mit Infektionen, beim Diabetes Typ I v.a. mit Entero- und Coxsackie-Viren. Die dagegen gebildeten Antikörper greifen dann die insulinproduzierenden Zellen, die diesen Virusantigenen sehr stark ähneln, an und zerstören sie nach und nach vollständig. Es kann infolgedessen immer weniger Insulin gebildet werden, das ja unbedingt nötig ist, um Zucker aus dem Blut in die Zellen zu befördern. Ohne Insulin bleibt der Zucker im Blut und schädigt die Blutgefäße so sehr, dass sich schwere Organschäden herausbilden.

Allerdings steigt der Zuckerspiegel im Blut erst an, wenn mehr als 80% der insulinbildenden Zellen zerstört sind. Teilweise entstehen sogar auch Antikörper gegen das eigene Insulin selbst. Dieser Prozess ist unumkehrbar, irgendwann müssen alle Typ-I-Diabetiker regelmäßig Insulin spritzen, damit von außen das zugeführt wird, was die Bauchspeicheldrüse nicht mehr herstellen kann.

Symptome des Diabetes Typ I

Die Symptome des Diabetes Typ I ergeben sich aus dem ansteigenden Zuckerspiegel im Blut beziehungsweise aus dem Zuckermangel innerhalb der Zellen: Typisch sind vermehrtes Wasserlassen und vermehrter Durst, entstehend durch den hohen Zuckerspiegel im Blut, der dort seine wasseranziehende Wirkung entfaltet und dadurch den Wasseranteil im Gefäßsystem übermäßig ansteigen lässt.

Müdigkeit und Leistungsabfall sind Folge der verminderten Versorgung der Zellen mit Zucker. Insulin fungiert hier wie ein Schlüssel zur Zelle. Fehlt Insulin, bleibt der Zucker im Blut, und die Zellen bekommen zu wenig Energie. Organschäden v.a. an den Nieren, Nervenstörungen, chronische Geschwüre usw., bedingt durch die Zerstörungen, die der Zucker an den Gefäßwänden verursacht, sind Spätfolgen.

Achtung

Diabetes mellitus Typ I ist eine vollkommen andere Krankheit als Diabetes mellitus Typ II!

Zur Diagnose des Diabetes Typ I bestimmt man die gegen die Pankreaszellen gebildeten Antikörper. Typ-I-Diabetiker müssen ihren Blutzuckerspiegel konsequent kontrollieren und durch angepasste Insulininjektionen optimal einstellen. Nur so können Komplikationen vermieden werden, die die Lebensqualität beträchtlich einschränken können.

Multiple Sklerose (MS)

Die Multiple Sklerose ist gekennzeichnet durch die autoaggressive Zerstörung der Myelinscheiden, der Schutzhüllen der Nerven. Die Myelinscheiden bewahren die Nerven nicht nur vor Schäden von außen, sondern sie sind auch ganz wesentlich an der Fortleitung der von den Nervenzellen ausgesendeten Nervenimpulse zuständig. Diese elektrischen Signale kriechen nicht etwa im Nerv langsam vorwärts, sondern sie springen außen auf der Myelinscheide sehr, sehr schnell entlang. So gelangt ein Außenreiz ohne lange Verzögerung zum Rückenmark und zum Gehirn und umgekehrt ein Signal der Hirnzellen in rasendem Tempo zu den Effektorzellen (das sind Zellen, die auf einen Reiz hin eine bestimmte Funktion ausführen). Der Organismus ist dadurch zu schnellsten Reaktionen in der Lage. Man kann sich leicht vorstellen: Wenn diese Myelinscheiden zerstört werden, fallen Reaktionen zunächst viel langsamer aus, später können die Nervenimpulse schließlich gar nicht mehr weitergeleitet werden.

Als Ursache für eine Multiple Sklerose vermutet man Zusammenhänge mit Infektionskrankheiten wie beispielsweise mit dem Epstein-Barr-Virus oder auch mit Herpesviren. Wenn die Antigene der eigenen Nervenhüllen (Myelinscheiden) genetisch bedingt den Antigenen dieser Viren stark ähneln, kann es dazu kommen, dass die bei der Virusabwehr gebildeten Antikörper auch die eigenen Myelinscheiden im Gehirn und im Rückenmark angreifen. Es entsteht eine Encephalomyelitis disseminata, bei der die fehlfunktionierenden Antikörper die Schutzschichten um die Nerven und deren Nervenfasern zerstören. Durch die Zerstörungen kommt es zu Narben (Sklerosen), von denen sich der Name der Erkrankung ableitet.

Auf der Suche nach weiteren Ursachen hat man festgestellt, dass Rauchen, eine gestörte Darmflora und ein Vitamin-D_3-Mangel das Risiko für das Auftreten einer Multiplen Sklerose und auch für die Auslösung von erneuten MS-Schüben deutlich erhöht. Viele Patienten stellen auch fest, dass es bei belastenden

Lebensphasen, wie beispielsweise Ehescheidung, zu erneuten Schüben kommt. Patienten sollten selbst beobachten, welche Auslöser für neu auftretende Schübe sie bei sich individuell feststellen können – und diese dann konsequent zu vermeiden versuchen.

Oft beginnt die Multiple Sklerose mit Sehstörungen durch die Schädigung des Sehnervs, gefolgt von Gefühlsstörungen/-ausfällen, die sämtliche Arten der Sensorik beinhalten, Missempfindungen, Taubheitsgefühl, Kribbeln, Störungen der Propriozeption (Eigenempfindung) und des Temperaturempfindens, Schmerzen usw.; meist zuerst in den Beinen, dann in den Armen. Etwas später kommen Störungen der Muskelfunktion hinzu mit Schwächezuständen und Spastik bis hin zu kompletten Lähmungen. Häufig wird auch das vegetative Nervensystem nicht verschont, in diesen Fällen treten Darm- und Blasenentleerungsstörungen auf. Wenn darüber hinaus auch noch das Kleinhirn und der Hirnstamm betroffen sind, entstehen Schwindel, Gleichgewichtsstörungen und Schluckstörungen, ebenso kann dann das Sprechen behindert sein.

Die Multiple Sklerose gehört ebenfalls zu den häufigsten Autoimmunkrankheiten weltweit, sie ist gleichzeitig eine der häufigsten neurologischen Krankheiten bei jungen Frauen; Frauen sind fast doppelt so häufig davon betroffen wie Männer. Der Beginn liegt meist zwischen dem 15. und dem 40. Lebensjahr.

Zur Diagnose gehört neben einer neurologischen Untersuchung auf verzögerte Überleitung von Nervenimpulsen auch eine Magnetresonanztomografie (MRT), mit deren Hilfe sich entmyelinisierte Areale im Gehirn und/oder Rückenmark feststellen lassen. In einer Lumbalpunktion (Untersuchung der Flüssigkeit im Rückenmark) versucht man, erhöhte und veränderte Antikörperspiegel in der Gehirn-Rückenmark-Flüssigkeit nachzuweisen.

Sowohl Fortschreiten der Multiplen Sklerose als auch ihre Symptomatik sind von Fall zu Fall höchst unterschiedlich, je nachdem, welche Nerven vorrangig befallen werden und wie stark die entzündliche Aktivität ist. Teilweise verläuft die Erkrankung in Schüben, bei denen es anfallsweise zu Verschlimmerungen kommt, teilweise verschlechtert sich die Symptomatik gleichmäßig. Manche Patienten haben Glück, bei ihnen bleibt das Krankheitsgeschehen auf einem bestimmten Level jahrelang, sogar jahrzehntelang stehen. Zwischen den einzelnen Schüben verbessert sich häufig die Symptomatik wieder, aber insgesamt kommt es doch zu einer schleichenden Verschlechterung. Zur Ausheilung kommt es eher selten.

Guillain-Barré-Syndrom

Ganz ähnlich wie bei der Multiplen Sklerose handelt es sich auch beim Guillain-Barré-Syndrom um eine Autoimmunerkrankung, die mit der Zerstörung der die Nerven umgebenden Myelinscheiden einhergeht.

Auch hier ist ein Zusammenhang mit Infektionen festzustellen: Oft liegt eine Infektion ca. 2 Wochen zurück, wenn die Krankheit ausbricht. Wohl am häufigsten tritt das Guillain-Barré-Syndrom nach einem Magen-Darm-Infekt mit dem Erreger Campylobacter jejuni auf, jedoch beobachtet man auch Zusammenhänge mit dem Epstein-Barr-Virus, Influenza-Viren und anderen. Nach solchen Infektionen kommt es durch Kreuzreaktivität zum Angriff auf die Myelinscheiden, allerdings nicht wie bei der Multiplen Sklerose im Hirn, sondern an den peripheren Nerven, und zwar an den Nervenwurzeln, dort, wo sie das Rückenmark verlassen oder in das Rückenmark eintreten. Hier sind sowohl motorische Nerven betroffen, die Impulse zu den Muskeln bringen, als auch sensorische, die Reize in Richtung Gehirn leiten.

Bei der Symptomatik herrschen vor allem motorische Ausfälle vor, die meist an den Beinen beginnen und dann über die Rumpfmuskulatur bis zu den Armen aufsteigen. In schlimmen Fällen ist sogar die Schluck- und Atemmuskulatur betroffen. Das Ausmaß der sich daraus ergebenden Lähmungen ist individuell sehr unterschiedlich. Sensorische Störungen beziehen sich vorwiegend auf die Augen und das Gehör, seltener auch auf den Tastsinn, wobei die sensorischen Ausfälle meist viel leichter sind als die motorischen. Auch die vegetativen Nerven sind eher selten betroffen. Oft bildet sich die Krankheit von allein wieder zurück, nur bei etwa einem Fünftel der Erkrankten bleiben die Symptome bestehen.

Das Guillain-Barré-Syndrom kommt selten vor, es erkranken ca. 2 von 100 000 Personen. Im Gegensatz zur Multiplen Sklerose tritt diese Krankheit deutlich häufiger bei Männern auf als bei Frauen, im Verhältnis 3:2. Im Prinzip tritt die Krankheit in jedem Lebensalter auf, mit Häufung im 2.–3. und im 5.–6. Lebensjahrzehnt. Die Diagnose gestaltet sich ähnlich wie bei der Multiplen Sklerose.

Myasthenia gravis

Bei der Myasthenia gravis greift das Immunsystem Strukturen an den neuromuskulären Endplatten an, also den Stellen, an denen die vom Nervensystem kommenden Impulse an den Muskel übertragen werden. Hierdurch kommt es zu Kommunikationsstörungen zwischen Nerven und den befallenen Muskeln.

Die Signalübertragung vom Nervensystem an den Muskel findet mittels des von der Nervenzelle gebildeten Botenstoffes Acetylcholin statt, das vom Nervende aus an einen Rezeptor des Muskels übergeben wird. Bei ca. 85 % der an Myasthenia gravis Erkrankten werden diese Rezeptoren durch fehlgeleitete Antikörper zerstört. Daneben können aber ebenfalls andere Strukturen der muskulären Endplatte angegriffen werden.

Infolgedessen wird die Signalübertragung an die entsprechenden Muskeln immer mehr behindert, es kommt asymmetrisch an verschiedenen Stellen des Körpers zunächst zu einer Muskelschwäche insbesondere bei Belastung und Müdigkeit, später zur Lähmung. Die Symptomatik wechselt teilweise stark im Tagesverlauf.

Häufig sind bei der Myasthenia gravis auch die Muskeln der Augen betroffen. Die gezielte Bewegung des Augapfels beim Blick in eine Richtung fällt den Erkrankten immer schwerer, wodurch es zu Doppelbildern kommt. Auch die Augenlider können immer schlechter gehoben werden und fallen zu, können andererseits aber auch teilweise nicht mehr aktiv geschlossen werden, was Probleme beim Schlafen verursacht und zu Austrocknungserscheinungen am Auge führt.

Sogar die Lungen- und Speiseröhrenmuskulatur kann betroffen sein, dann entstehen Atemnot und Schluckstörungen. Beim Befall der Zungen- und mimischen Muskulatur kommt es zusätzlich zu Sprachstörungen.

Bei fast allen Erkrankten sind Antikörper gegen den Botenstoff Acetylcholin im Blut nachweisbar und die Thymusdrüse ist sehr oft vergrößert. Der Thymus scheint also eine wichtige Rolle bei der Produktion der fehlgeleiteten Antikörper zu spielen. Dieser Verdacht wird untermauert von der Tatsache, dass in vielen Fällen durch die operative Entfernung der Thymusdrüse sogar eine Heilung der Myasthenia gravis herbei geführt werden kann!

Die Myasthenia gravis betrifft ca. 0,02 % der Bevölkerung, sie kann in jedem Lebensalter auftreten, auch bereits bei Kindern. Besonders häufig kommt sie zwischen dem 2. und 3. Lebensjahrzehnt vor, hier sind v. a. Frauen betroffen, und zwischen dem 6. und 8. Lebensjahrzehnt, wobei dann eher Männer erkranken.

Psoriasis (Schuppenflechte)

Psoriasis ist eine weit verbreitete Autoimmunerkrankung der Haut. Als Auslöser hat man sowohl Infekte mit Streptokokken ausgemacht, die anschließend mit Zellen der Basalschicht der Haut in Kreuzreaktion treten, als auch einige Medikamente: Ein gehäuftes Auftreten findet man bei Patienten, die das Malariamittel Chloroquin einnehmen oder auch bestimmte Betablocker zum Blutdrucksenken.

Aktivierte T-Zellen des spezifischen Immunsystems setzen bei dieser Krankheit in der Haut Zytokine frei, die Abwehrreaktionen und Entzündungen verursachen. Das führt bei Psoriasis dazu, dass das Heranreifen der sich ständig neubildenden Hautzellen bis zur Abstoßung an der Oberfläche nicht mehr normale 28–30 Tage beträgt, sondern nur noch rasante 3–6 Tage, wobei dann allerdings die an der Hautoberfläche angelangten Zellen nicht abgestoßen werden, sondern sich dort in großen, dicken Plaques anhäufen, die in ihrer Beschaffenheit Kerzenwachs ähneln, daher die Bezeichnung »Kerzenwachsphänomen«.

Psoriasis-Herde auf der Haut

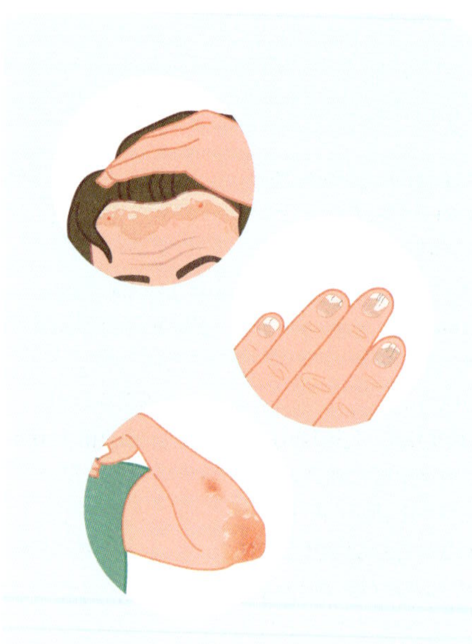

An der Haut erscheinen die typischen mehr oder weniger großen, zur normalen Haut hin scharf abgegrenzten entzündlichen Herde mit weiß glänzender Schuppenbildung auf verdicktem, gerötetem Untergrund. Diese auffälligen Hauterscheinungen treten v. a. an den Streckseiten der großen Gelenke (Ellbogen, Knie) auf, also an den »Scheuerstellen«; sie können aber auch den Rumpf, die Genitalregion und die Kopfhaut betreffen. Auch die Nägel an Händen und Füßen können befallen werden, wodurch sich die Nägel stark verdicken und häufig ablösen. Oft gehen die Entzündungstellen mit quälendem Juckreiz einher. In besonders schweren Fällen greifen die Antikörper der Psoriasis sogar die Gelenke an (Psoriasis-Arthritis), nicht nur die Haut darüber. Seltener geschieht auch eine Entzündung bestimmter Augenanteile und noch seltener von Gefäßsystem und Herz. Gerade für diese Erkrankung existieren viele verschiedene Unterarten.

Die Psoriasis tritt mit einer Prävalenz von etwa 3 % weltweit auf. Sie beginnt prinzipiell in jedem Lebensalter, hauptsächlich aber im 2.–4. Lebensjahrzehnt, hat allerdings einen zweiten Erkrankungsgipfel im 5.–6. Lebensjahrzehnt. Männer und Frauen leiden gleich häufig an dieser Krankheit.

Die Diagnose kann bereits anhand des äußeren Erscheinungsbildes gestellt werden: Sehr typisch ist die scharfrandig begrenzte Verhornung und das bereits erwähnte »Kerzenwachsphänomen«. Darüber hinaus ist das Phänomen des »letzten Häutchens« wegweisend, das sehr dünne Häutchen, das nach Entfernen der Hyperkeratosen (Hautverdickungen) an der Hautbasis übrigbleibt, und ebenso das »Auspitz-Phänomen«, auch »Phänomen des blutigen Taus« genannt: Hier treten nach Entfernen dieses letzten Häutchens darunter ganz charakteristische punktförmige Blutungen auf.

Hashimoto-Thyreoiditis

Diese Autoimmunerkrankung richtet sich gegen die eigenen Schilddrüsenzellen; sie ist nach dem Erstbeschreiber, dem Arzt Hakaru Hashimoto (1881–1934), benannt.

Die Schilddrüse ist für einen geregelten Stoffwechsel zuständig, den sie mit ihren Hormonen Triiodthyronin (T3) und Thyroxin (T4) steuert. Unter anderem sind viele Stoffwechselfunktionen, die Körpertemperatur, die Verdauung, Herzfrequenz und Blutdruck davon abhängig. Die Schilddrüse wird ihrerseits gesteuert durch ein Hormon aus der Hirnanhangdrüse (Hypophyse), die ständig das Blut auf die Höhe des T3- und T4-Spiegels kontrolliert und je nach Befund die Schilddrüse über die Ausschüttung von mehr oder weniger Thyreoidea stimulierendem Hormon (TSH) antreibt oder bremst. Somit liegt ein fein abgestimmter Regelkreis vor.

Achtung

Es gibt etliche Hauterkrankungen, die mit der Psoriasis verwechselt werden können. Hier hilft gerne der Hautarzt. Wegen der ebenfalls häufig an den Ellenbogen und den Kniegelenken auftretenden Lokalisation wird die Psoriasis sogar öfters landläufig mit der Neurodermitis verwechselt. Letztere geht zwar ebenfalls mit teilweise großflächigen geröteten und stark juckenden Hautarealen einher, aber nicht mit den typischen dicken Verhornungen der Haut. Die Neurodermitis tritt auch eher an den Beugeseiten von Ellbogen und Knie auf, während die Psoriasis im Allgemeinen eher die Streckseiten befällt.

Bei der Hashimoto-Thyreoiditis greift das Immunsystem bestimmte Substanzen seiner eigenen Schilddrüse an und vernichtet das Organ auf diese Weise langsam, aber sicher. Die Auslöser dafür hat man noch nicht erkannt, man vermutet einen Zusammenhang mit Infektionen, vor allem mit Hepatitis-C-Viren, und mit Umweltgiften. Selenmangel, der in Europa ernährungsbedingt ausgesprochen viele Menschen betrifft, scheint zwar nicht als Ursache, aber bei der Ausprägung der Krankheit eine Rolle zu spielen, denn Selen wird von der Schilddrüse für die Synthese der Hormone benötigt.

Sonderfall Neurodermitis

Um welche Art von Krankheit es sich bei der Neurodermitis handelt, wird in Fachkreisen noch immer heiß diskutiert: Man neigt momentan dazu, sie am ehesten dem allergischen Spektrum zuzuordnen. Im Abschnitt »Allergien« (Seite 36) erfahren Sie mehr dazu. Allerdings hat man bei einigen Patienten spezifische Antikörper gegen die Hefeart »Malassezia« gefunden, die oft auf der Haut vorkommt, was im Sinne einer Kreuzreaktivität auch auf eine Autoimmunkrankheit hindeuten könnte.

Infolge der Entzündungsreaktionen kommt es meist zunächst zu einer Überfunktion der Schilddrüse (Hyperthyreose), im Laufe der Jahre dann aber infolge der Zerstörung von Schilddrüsengewebe zu einer verminderten Schilddrüsenhormonsynthese, zu einer Unterfunktion (Hypothyreose). Bei verminderter Schilddrüsenhormonsynthese treibt die den Stoffwechsel kontrollierende Hypophyse wie oben beschrieben die Schilddrüse zur Produktion an, sodass es nun zu deren Wachstum und der damit verbundenen Struma (Vergrößerung der Drüse, Kropf) kommt. Die Symptome einer Hypothyreose sind: schnelles Frieren, langsamer Puls, eher niedriger Blutdruck, ständige Müdigkeit, Gewichtszunahme, Verstopfung und mehr. Meist bemerken die Patienten ihre Erkrankung erst, wenn es zu einer klinischen Unterfunktion mit diesen Symptomen kommt. Der Arzt stellt zu niedrige Werte für T3 und T4 und einen zu hohen TSH-Spiegel fest, zusätzlich die typischen Antikörper. Glücklicherweise handelt es sich bei der Hashimoto-Thyreoiditis um eine harmlose Krankheit, weil es sehr gute Möglichkeiten gibt, die nicht mehr gebildeten Schilddrüsenhormone durch eine orale Gabe in Tablettenform zu ersetzen. Sowohl die Lebensdauer als auch die Lebensqualität der Hashimoto-Patienten ist daher meist nicht beeinträchtigt. Der Befall anderer Organe durch eine Hashimoto-Thyreoiditis ist äußerst selten.

Die Hashimoto-Thyreoiditis tritt meist v.a. bei Frauen (9 Frauen : 1 Mann) im jüngeren und mittleren Lebensalter auf und ist eine ausgesprochen häufige Krankheit: Weil diese Krankheit erst spät Symptome zeigt, gibt es viele subklinische, noch nicht diagnostizierte Fälle – man geht von 5–10% Hashimoto-Patienten weltweit aus.

Im Anfangsstadium sieht man zunächst nur im Ultraschall der Schilddrüse Zeichen der Entzündung und Zerstörung. Erst Monate oder sogar Jahre später sind dann im Blut verschiedene Antikörper gegen Enzyme der Schilddrüse (TPO und Tg) nachweisbar, die allerdings bei ca. 20% der Erkrankten fehlen, daher vermuten manche Forscher, dass die Hashimoto-Thyreoiditis eventuell durch Angriffe auf andere Strukturen der Drüse verursacht wird und diese Antikörper erst sekundär gebildet werden. Die Höhe der Antikörper sagt also nichts über die Krankheitsintensität aus.

Morbus Basedow

Benannt wurde diese Autoimmunerkrankung nach dem deutschen Arzt Carl Adolph von Basedow (1799–1854). Diese Bezeichnung für die Erkrankung ist allerdings hauptsächlich im deutschsprachigen Raum gebräuchlich, darüber hinaus kennt man sie eher als »Graves' disease«, benannt nach dem irischen Arzt Robert James Graves, der die Krankheit 1835 bereits 5 Jahre vor Basedow beschrieben hat.

Die Auslöser für die Bildung von Antikörpern, die dann irrtümlich als Autoimmun-Antikörper den Morbus Basedow hervorrufen, sind noch nicht gefunden worden. Man vermutet bestimmte Virusinfektionen und sieht auch offensichtliche Zusammenhänge mit Stress und emotionalen Belastungen, ebenso tritt die Krankheit vermehrt bei Rauchern auf. Auch andere Umweltgifte stehen im Verdacht.

Genauso wie bei der Hashimoto-Thyreoiditis bildet das Immunsystem also auch beim Morbus Basedow Antikörper gegen eigenes Schilddrüsengewebe, hier allerdings gegen die auf den Schilddrüsenzellen befindlichen TSH-Rezeptoren, also gegen die Rezeptoren, an denen das Regulationshormon aus der Hypophyse andockt. Daher sind beim Morbus Basedow vor allem die TSH-Rezeptor-Antikörper (TRAK) deutlich erhöht. Im Gegensatz zur Hashimoto-Thyreoiditis kommt es beim Morbus Basedow durch das Andocken der TRAK an den Rezeptoren in den meisten Fällen zu einer Hyperthyreose, einer Überfunktion der Schilddrüse. Die sich daraus ergebenden Symptome sind: Vergrößerung der Schilddrüse (Struma), Herzrasen, hoher Blutdruck, Zittern, schnelles Schwitzen, Schlaflosigkeit, Haarausfall, Gewichtsverlust, Diarrhoen und weitere Zeichen einer Stoffwechselüberaktivität.

Leider kommt es relativ oft vor, dass die TRAK beim Morbus Basedow auch andere Gewebe angreifen. Häufig wird das Bindegewebe hinter den Augen befallen. Die dadurch entstehende endokrine Orbitopathie verursacht eine entzündliche Schwellung, die das Auge nach vorn drückt und aus der Lidöffnung hervortreten lässt, bekannt als Exophthalmus (»Glubsch-Auge«). Typisch ist ebenfalls das prätibiale Myxödem, bei dem das Bindegewebe vor dem Schienbein von Antikörpern attackiert wird, auch hier entsteht dadurch eine entzündungsbedingte Schwellung.

Frauen im gebärfähigen Alter sollten einen eventuell vorhandenen Morbus Basedow möglichst noch vor einer geplanten Schwangerschaft operativ oder per Radiojod-Behandlung therapieren lassen, um die Anzahl der TSH-Antikörper (TRAK) so weit wie irgend möglich zu reduzieren, denn die TRAK sind plazentagängig und gehen auf den Embryo über. Sie verursachen dann auch bei ihm durch Angriff auf die kindlichen TSH-Rezeptoren die Entwicklung einer Struma und eine Hyperthyreose mit unphysiologischen Auswirkungen auf Wachstum und Stoffwechsel des Ungeborenen.

Der Morbus Basedow kommt weltweit mit einer Häufigkeit von ca. 2–3 % vor.

Beim Exophthalmus treten die Augäpfel hervor.

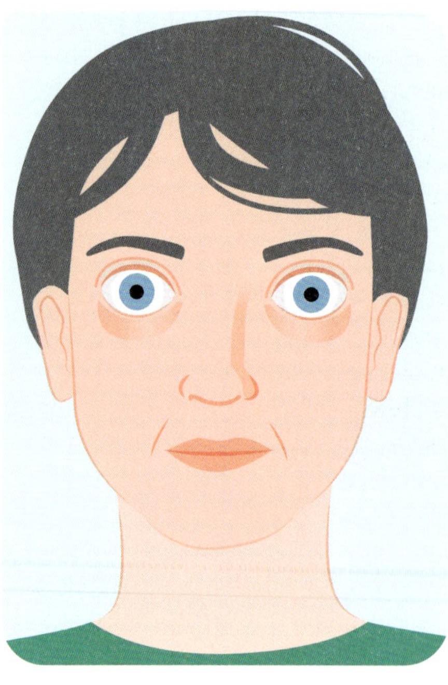

Auch hiervon sind Frauen etwa zehnmal öfter betroffen als Männer. Prinzipiell kann die Krankheit in jedem Alter auftreten, die meisten Patienten erkranken aber zwischen dem 20. und 40. Lebensjahr.

Die Diagnose ergibt sich aus den typischen Symptomen, Ultraschall und Szintigrafie der Schilddrüse (diese macht die Überfunktion sichtbar), TRAK-Nachweis, Anstieg der Schilddrüsenwerte T3 und T4 sowie Abfall von TSH.

Sehr selten kommt der Morbus Basedow innerhalb des ersten Erkrankungsjahres von selbst wieder zum Stillstand.

Sjögren-Syndrom

Auch beim Sjögren-Syndrom wird körpereigenes Drüsengewebe durch fehlgeleitete Antikörper angegriffen, in diesem Falle hauptsächlich die Tränen- und Speicheldrüsen. Allerdings können darüber hinaus die Drüsen der Schleimhäute, seltener auch Leber und Bauchspeicheldrüse betroffen sein.

Infolgedessen entsteht das sogenannte Sicca-Syndrom mit Mundtrockenheit und trockenen, zur Bindehautentzündung neigenden Augen, außerdem, je nach angegriffenen Strukturen, Trockenheits-Symptomatik an Haut und Schleimhäuten, außerdem allgemeine Müdigkeit, Gelenk- und Muskelschmerzen.

Das gleichzeitige Auftreten einer autoimmunen Schilddrüsenerkrankung (Hashimoto-Thyreoiditis, Morbus Basedow) ist nicht selten. Hervorzuheben ist das vermehrte Auftreten eines Non-Hodgkin-Lymphoms bei Patienten mit einem Sjögren-Syndrom.

Die Prävalenz beträgt ca. 0,4 %, es gehört also ebenfalls zu den häufigen Autoimmunerkrankungen. Frauen erkranken 10–20 Mal öfter als Männer, meist zwischen dem 40. und 50. Lebensjahr.

Diagnostisch führt die Trockenheit von Mund und Augen auf die richtige Spur, ein spezieller Test, der »Schirmer-Test«, dient dem Nachweis einer verminderten Produktion von Tränenflüssigkeit. Die Schleimhaut der Lippeninnenseite zeigt Entzündungen, außerdem lassen sich im Blut Antikörper gegen Epithelien der Speicheldrüsen sowie die Erhöhung der Entzündungswerte CRP und BKS nachweisen.

Morbus Bechterew (Spondylitis ankylosans)

Morbus Bechterew geht mit starken Entzündungen an den Knorpeln und Sehnenansätzen der kleinen Gelenke der Lendenwirbelsäule und Brustwirbelsäule einher, typisch ist zusätzlich der Befall des Iliosakralgelenks, dem Gelenk zwischen Darmbeinschaufeln und Kreuzbein.

Dort findet man vermehrt T-Helferzellen, zytotoxische T-Zellen und Fresszellen, und es liegt ein hoher TNF-α-Spiegel (ein Zytokin) im Blut vor, dessen Senkung zur Besserung der Symptomatik führt.

Eine große Rolle für die Krankheit spielt die erbliche Weitergabe eines bestimmten genetischen Markers: 95 % der an Morbus Bechterew Erkrankten weisen in ihrem Erbgut das Merkmal HLA-B27 (Humanes-Leukozyten-Antigen B27) auf. Wenn Eltern oder Geschwister erkrankt sind, ist das Risiko für eine eigene Erkrankung um 10–20 % erhöht, wenn man Träger dieses Markers ist.

Aber andersherum erkrankt längst nicht jeder, der HLA-B27-positiv ist, an Morbus Bechterew. Erst Umstände, die eine entsprechende Antikörperbildung provozieren, führen dazu. Häufig ist der Auslöser dafür eine Infektion. So weist man oft bei Morbus-Bechterew-Patienten erhöhte Antikörper gegen Enterobakterien nach, die bestimmte Magen-Darm-Erkrankungen hervorrufen; hier muss aber noch mehr geforscht werden. Es gibt auch einige Studien, die eine Kreuzreaktivität mit Bestandteilen des Bakteriums Klebsiella pneumoniae nahelegen, einem Bakterium, das Lungenentzündungen verursacht.

Aus den Entzündungen an den kleinen Wirbelgelenken folgen Schmerzen meist zunächst im Bereich der Lendenwirbelsäule und der Iliosakralgelenke, etwas später gefolgt von Schmerzen in der Brustwirbelsäule, die sogar bis in die Halswirbelsäule ausstrahlen können. Die Schmerzen sind in Ruhe und nachts am stärksten. Es kommt auch vor, dass sich der Morbus Bechterew auf andere Gelenke ausbreitet, dabei sind dann vorwiegend die großen Gelenke wie Hüfte, Knie, Schulter und Ellbogen betroffen. Auch eine Mitbeteiligung der Achillessehnen ist nicht selten. Sogar die Regenbogenhaut (Iris) des Auges und innere Organe können bei Morbus Bechterew angegriffen werden.

Die typische nach vorn geneigte Körperhaltung bei Morbus Bechterew.

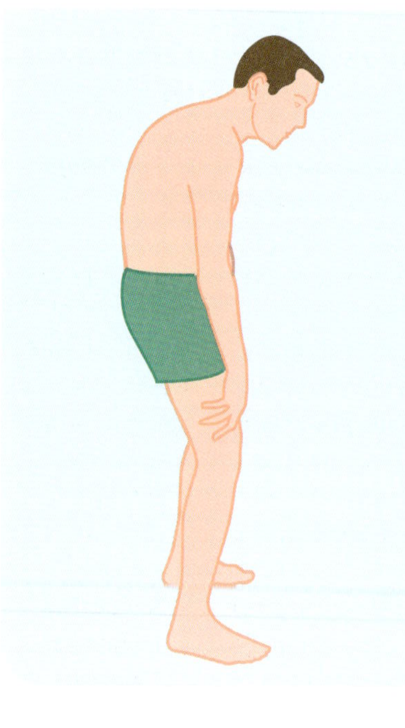

Es folgt ein schleichender Verlauf über Jahrzehnte mit zwischenzeitlichen Stillständen der Krankheitsaktivität, teilweise sogar spontanen Ausheilungen. Im Laufe der Jahre kommt es durch die chronische Entzündung an den Wirbelgelenken zum Verlust der Beweglichkeit: Zum einen verlieren die Zwischenwirbelgelenke die Fähigkeit, sich gegeneinander zu drehen, da sie entzündlich bedingt miteinander »verbacken«, zum anderen entstehen zwischen den Wirbeln knöcherne Auswüchse, die zu Verwachsungen zwischen den einzelnen Wirbeln führen (Ankylosen, daher der Name Spondylitis ankylosans), wodurch sich Versteifungen im Bereich der befallenen Abschnitte der Wirbelsäule einstellen. Infolgedessen flacht die normale Biegung in der Lendenwirbelsäule ab und im Bereich der Brustwirbelsäule bildet sich der für Bechterew-Patienten kennzeichnende Rundrücken – die Patienten haben eine immer weiter nach vorn geneigte Haltung, bis sie fast im 90°-Winkel vornübergebeugt stehen und laufen, wenn nicht rechtzeitig Gegenmaßnahmen getroffen werden.

Morbus Bechterew tritt in Deutschland bei ca. 2% der Bevölkerung auf, bei Männern ungefähr dreimal häufiger als bei Frauen – allerdings mehren sich in letzter Zeit die Hinweise, dass das Geschlechterverhältnis eigentlich ausgeglichen sein könnte: Bei Frauen verläuft die Symptomatik oft so viel milder, dass die Diagnose bei ihnen möglicherweise trotz Vorliegen der Krankheit gar nicht gestellt wird. Erste Symptome zeigen sich meistens zwischen dem 20. und dem 25. Lebensjahr, es gibt aber auch noch Neuerkrankungen mit 40.

Durch eine frühzeitige Diagnose kann das Fortschreiten des Zerstörungsprozesses sehr verlangsamt und damit die Prognose deutlich verbessert werden. Diagnostisch sind die Lokalisation der Schmerzen in Lendenwirbelsäule und Iliosakralgelenken hinweisend, dazu Familienanamnese und Bluttests auf das HLA-B27-Gen und die Entzündungswerte CRP und BKS.

Im Röntgenbild sieht man die für Bechterew-Patienten sehr typische Sakroiliitis (Entzündung des Iliosakralgelenkes) und eventuell bereits Verknöcherungen und Knochenspangen zwischen den einzelnen Wirbeln, v. a. an Lenden- und Brustwirbelsäule.

Reiter-Syndrom (reaktive Arthritis)

Auch beim Reiter-Syndrom gibt es einen eindeutigen Zusammenhang mit dem genetischen Marker HLA-B27. Man vermutet Ähnlichkeiten zwischen Merkmalen dieses Markers und denen von Bakterien, die das Syndrom durch Kreuzreaktion auslösen.

In diesem Fall kommt es nach urologischen Infekten, zum Beispiel mit Gonokokken oder nach Magen-Darm-Infektionen (häufig nach solchen mit Salmonellen, Shigellen, Yersinien oder Campylobacter jejuni), ca. 4 Wochen später zu autoimmunen Entzündungen vor allem an drei Organsystemen, die sogenannte »Reiter-Trias« entsteht:

- Entzündungen der Harnröhre (Urethritis)
- Entzündungen von Gelenken (Arthritis)
- Entzündungen des Auges: und zwar an der Regenbogenhaut (Iritis) und an der Bindehaut (Konjunktivitis)

Teilweise können noch vielgestaltige Hauterscheinungen hinzukommen, vorwiegend an den Fußsohlen und/oder Handflächen.

Die Gelenkentzündungen treten oft nur an wenigen großen Gelenken auf, bevorzugt am Knie oder Sprunggelenk, und sind nicht symmetrisch. Es können auch noch weitere Organsysteme betroffen sein (Herz, Lunge usw.), dies ist aber eher selten. Begleitet wird die Erkrankung häufig auch von Fieber.

Die Prognose für Patienten mit »Reiter-Syndrom« ist sehr gut: 80 % der Fälle heilen innerhalb von 12 Monaten aus, ohne Folgen zu hinterlassen. Die Erkrankung tritt in westlichen Ländern mit einer Häufigkeit von 0,005 % vorwiegend im Alter von 20–30 Jahren auf. Männer erkranken dreimal häufiger als Frauen.

Diagnostisch wegweisend sind die Symptome der »Reiter-Trias« kombiniert mit dem Nachweis des HLA-B27-Markers, der bei 80% dieser Patienten positiv ist; wenn dann auch noch eine entsprechende Infektion ein paar Wochen vorher stattgefunden hat, ist die Diagnose fast sicher.

Lupus erythematodes (Schmetterlingsflechte)

»Lupus« ist das lateinische Wort für »Wolf«, und bereits vor ca. 1000 (!) Jahren entstand diese Bezeichnung für die Narben auf der Haut, die der Lupus erythematodes nach seiner Abheilung hinterlässt, weil sie denen ähneln, die nach einem Wolfsbiss bleiben (Wolfsbisse waren offensichtlich damals noch durchaus bekannt). »Erythematodes« bedeutet übersetzt »rötlich« und bezieht sich auf die typischen rötlichen Verfärbungen auf der Haut, die bei dieser Krankheit entstehen. »Schmetterlingsflechte« bezeichnet die sich vom Nasenrücken symmetrisch auf beide Wangen und Jochbögen ausbreitende Rötung, die an eine Schmetterlingsform erinnert.

Die »Schmetterlingsflechte« ist ein typisches Symptom des Lupus erythematodes.

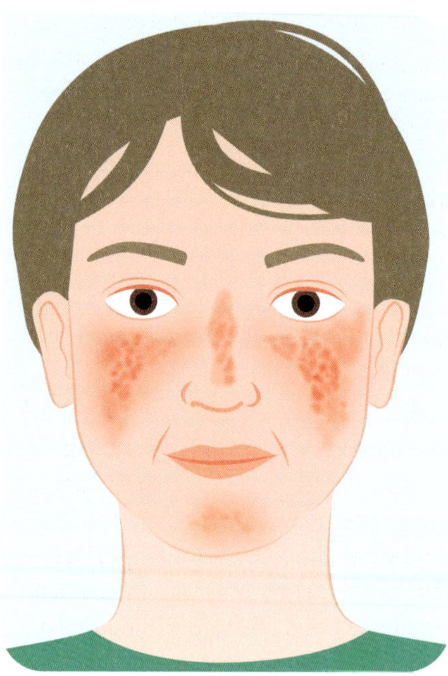

Es existieren verschiedene Unterarten, die beiden wichtigsten sind: die kutane und die systemische Form.

Der kutane Lupus erythematodes betrifft vorwiegend die Haut (Cutis = Haut). Sein Auftreten in Europa liegt bei 0,05%, ca. 70% der Erkrankten sind Frauen zwischen 20 und 40 Jahren. Die Erkrankung tritt weltweit auf, aber Afroamerikaner*innen und Asiat*innen sind vor allem betroffen. Bei ungefähr 20% dieser Patienten geht der kutane Lupus irgendwann in einen systemischen Lupus erythematodes über.

Der systemische Lupus erythematodes kann im Prinzip jedes Gewebe, jedes Blutgefäß und Organ im Körper befallen, da die Zellkerne angegriffen werden. Die Inzidenz in Europa beträgt 0,025%, wobei ca. 90% Frauen zwischen 16 und 55 Jahren sind. Auch hier sind Afroamerikaner*innen und Asiat*innen nicht ausschließlich, aber besonders oft betroffen.

Als Auslöser dieser Autoimmunerkrankung hat man Antikörper gegen Bestandteile der körpereigenen Zellkerne, sogenannte antinukleäre Antikörper, identifiziert. Zellkerne befinden sich in jeder Zelle, mit Ausnahme der roten Blutkörperchen, und beinhalten das genetische Material zur Steuerung der Vorgänge innerhalb der Zelle und auch des Zusammenwirkens mit anderen Zellen im Interesse des Gesamtorganismus. Weil jede Körperzelle einen Zellkern hat, richtet die Erkrankung sich prinzipiell gegen alle Strukturen und Organe im Körper. Die Zellkernstrukturen, die zur Bildung von antinukleären Antikörpern führen, werden offensichtlich vom Immunsystem noch weiter differenziert, deshalb werden beim kutanen Typ vorwiegend nur die Zellkerne von Hautzellen angegriffen.

Warum das Immunsystem plötzlich beginnt, Antikörper gegen die eigenen Zellkerne zu bilden, ist noch nicht geklärt; man hat aber beobachtet, dass hormonelle Einflüsse eine Rolle spielen (Pubertät, orale Kontrazeptiva), Umweltfaktoren (Schwermetalle, Pestizide usw.), Infektionen (zum Beispiel mit dem Epstein-Barr-Virus) und auch aktives oder passives Rauchen. Für den kutanen Lupus erythematodes hat man die Einwirkung von Sonnenlicht/UV-Strahlung als Risikofaktor erkannt: Es werden Hautzellen zerstört und dabei Bestandteile der Zellkerne freigelegt, gegen die sich anschließend die Autoantikörper richten und die typischen Hauterscheinungen bewirken.

Wie bei anderen Autoimmunkrankheiten können auch beim Lupus erythematodes Stress und emotionale Belastungen eine Modulation des Immunsystems auslösen, die die Erkrankung begünstigen. Überdurchschnittlich häufig treten Lupus-Erkrankungen nach dem Verlust eines geliebten Menschen auf oder verschlimmern sich infolgedessen.[9] Wie fast alle Autoimmunerkrankungen verläuft der Lupus erythematodes schubförmig.

Der kutane Lupus erythematodes befällt vorwiegend die Haut: Sehr typisch ist eine schmetterlingsförmige Rötung im Gesicht, die vom Nasenrücken beidseitig über die Wangen und die Jochbögen zieht. Darüber hinaus entstehen an lichtbeschienenen Stellen der Haut scharf begrenzte, abgerundete oder girlandenförmige rote Stellen, vor allem im Dekolleté, an Armen und Beinen und am Rücken. Seltener können solche Herde ebenfalls an nicht der Sonne ausgesetzten Stellen der Haut und sogar an den Schleimhäuten, beispielsweise im Mund, vorkommen. Diese geröteten Stellen bilden beim Abheilen Schuppen und hinterlassen die an Wolfsbisse erinnernden Narben. Falls die Zellen der Kopfhaut angegriffen werden, folgt Haarausfall mit kahlen Stellen. Darüber hinaus können aber auch beim kutanen Lupus erythematodes die Gelenke, das Gehirn oder die Nieren betroffen sein: Die dortigen Entzündungen durch Autoimmunprozesse gehen mit oder ohne Symptome einher (wiederkehrende Blasenentzündungen, Ödeme, Bluthochdruck).

Beim systemischen Lupus erythematodes können aufgrund des Angriffs auf die Zellkerne grundsätzlich alle Organe und Organsysteme befallen werden, es können daher Symptome im gesamten Körper auftreten. Natürlich sind von den Autoaggressionen des Immunsystems auch die Gewebe der Blutgefäße nicht ausgenommen, daher entstehen durch deren Zerstörung schnell Minderdurchblutungen mit entsprechenden Organschäden: an Gelenken, Haut, Nervensystem, Nieren, Lungen, Herz, Verdauungssystem, blutbildendem System, Augen usw.

Auch Babys können in der Schwangerschaft gefährdet sein: Die fehlgeleiteten Antikörper gehen über die Plazenta auf das Ungeborene über, wodurch es vermehrt zu Fehl- und Totgeburten kommt. Auch können Neugeborene aus diesem Grund mit Lupussymptomen zur Welt kommen.

Die Diagnose wird zum einen anhand der typischen Hauterscheinungen gestellt, zum anderen durch die Bestimmung der antinukleären und weiterer Antikörper, zum Beispiel gegen die im Zellkern enthaltene DNA.

Autoimmunmyositis

Autoimmunmyositis-Patienten sind meistens zwischen 40 und 60 Jahre alt, es gibt diese Krankheit aber auch bei Kindern zwischen 5 und 15 Jahren. Frauen und Mädchen sind etwa doppelt so häufig betroffen wie Männer oder Jungen; das Verhältnis von Schwarzen zu Weißen ist ca. 4:1. Die Häufigkeit insgesamt liegt bei ca. 0,001 %, es handelt sich also um eine eher seltene Autoimmunkrankheit. Erwähnung findet sie hier trotzdem, weil es oft zu Verwechslungen mit dem Begriff »Weichteilrheuma« kommt. Dieser Begriff stellt einen Sammelbegriff dar für alle Erkrankungen, die sich mit Schmerzen an den Weichteilen wie Muskeln, Bindegewebe und Ähnlichem äußern. Zwar gehört die Autoimmunmyositis auch zu diesem Sammelbegriff, aber die meisten anderen unter »Weichteilrheuma« subsumierten Krankheiten, wie zum Beispiel die Fibromyalgie, sind keine Autoimmunkrankheiten und auch – im Gegensatz zu dem, was der Name vermuten lässt – keine rheumatischen Erkrankungen.

Bei der Autoimmunmyositis handelt es sich um eine Erkrankung, bei der wie beim Lupus Erythematodes ebenfalls antinukleäre Antikörper eine auslösende Rolle spielen. Die fehlgeleiteten Antikörper richten sich in diesem Falle aber meistens nicht gegen die Haut, sondern gegen die körpereigenen Muskelzellen (Polymyositis, nekrotisierende immunvermittelte Myopathie). Teilweise kommt es allerdings zusätzlich auch zum Angriff auf Haut- und Muskelzellen gleichzeitig (Dermatomyositis). Speziell die Dermatomyositis sieht man gehäuft bei Krebspatienten, weshalb die Vermutung nahe liegt, dass bei den betroffenen Patienten die Antigene ihrer Muskeln und ihrer Haut denen der vom Immunsystem attackierten Tumorzellen stark ähneln könnten.

Die Symptome der Autoimmunmyositis zeigen sich in entzündlich bedingten symmetrischen Schmerzen, Muskelschwäche und -atrophie, die v. a. am Rumpf auftritt, an Händen und Füßen nur bei seltenen Unterformen. Das Anheben der Arme, Treppenlaufen, Rumpfbeugen und Wiederaufrichten fallen immer schwerer. Die Gesichtsmuskulatur bleibt meistens verschont.

Es gibt etliche unterschiedliche Arten der Myositis, einige gehen auch mit dem Befall des Rachens, der Speiseröhre, des Zwerchfells oder auch von Herz und Lunge einher, mit einer sich daraus ergebenden Beeinträchtigung der Organfunktionen. Die Dermatomyositis zeigt zusätzlich entzündliche dunkelrote Veränderungen und Geschwüre der Haut; typisch ist eine purpurfarbene Anschwellung rund ums Auge. Durch die schwelenden Entzündungen im Körper fühlen sich die Betroffenen kaum leistungsfähig, sie haben Fieber und verlieren manchmal Gewicht.

Gerade bei der Autoimmunmyositis sieht man öfters das gleichzeitige Auftreten von anderen Autoimmunerkrankungen, beispielsweise des systemischen Lupus erythematodes.

Zur Diagnose dienen bei Muskelschwäche im Rumpf die Bestimmung der Muskelenzyme im Blut, die bedingt durch den Muskelzerfall deutlich ansteigen, und die Feststellung von antinukleären Antikörpern im Blut, die bei 80 % der Patienten vorliegen. Nachgewiesene Muskelveränderungen in der Magnetresonanztomografie (MRT), Elektromyografie und Muskelbiopsien liefern letzte Hinweise.

Bei der Hälfte der Erkrankten kommt die Autoimmunmyositis von sich aus zum Stillstand oder heilt sogar ab, bei Kindern noch häufiger. Die Prognose für die übrigen Patienten wird bestimmt durch eventuellen Befall von Organen und dessen Auswirkungen.

Paraneoplastische Syndrome

Hierbei handelt es sich um Autoimmunphänomene, die sich bei Tumorerkrankungen einstellen können. Unser Immunsystem ist sogar in der Lage, die Unterschiede in den Zellmerkmalen zu erkennen, wenn körpereigene Zellen entarten, und greifen diese dann im Interesse des Organismus richtigerweise an, obwohl es körpereigene Zellen sind. Entartete Zellen werden auf diese Weise in vielen Fällen eliminiert, bevor es zu einer richtigen Krebsgeschwulst kommt. Andernfalls käme es wesentlich häufiger zu Krebserkrankungen.

Bestimmte Krebszellmerkmale können allerdings in besonderen Fällen den Charakteristika von normalen Zellen des körpereigenen Gewebes derartig ähnlich sein, dass es zu einer fehlgeleiteten Immunreaktion kommt, durch die auch diese gesunden Körperzellen angegriffen werden. Kommt es zu solchen Angriffen, spricht man vom paraneoplastischen Syndrom.

Oft handelt es sich bei den fälschlicherweise attackierten Zellen um Zellen des Nervengewebes mit daraus folgenden Ausfällen. Das häufigste paraneoplastische neurologische Syndrom ist eine Entzündung des Gehirns mit Krampfanfällen und psychiatrischen Symptomen, die zum Beispiel im Gefolge eines Lungenkrebses auftreten kann. Beim Eierstockkrebs, Brustkrebs, Hodgkin-Lymphom und dem kleinzelligen Lungenkarzinom wird vor allem das Kleinhirn mit den sich daraus ergebenden Funktionsausfällen betroffen: unsicherer Gang, Koordinationsstörungen sowohl der Arme und Hände als auch der Beine, wodurch das gezielte Greifen und das Laufen bald nicht mehr möglich ist, obwohl rein motorisch keine Defizite vorliegen. Der Patient ist dann infolge der durch Gleichgewichtsstörungen bedingten massiven Gang- und Standunsicherheit auf den Rollstuhl angewiesen. Beim paraneoplastischen Syndrom können auch Sprechstörungen auftreten.

Bei weit über der Hälfte der Patienten ist bis zum Zeitpunkt der ersten Symptome des paraneoplastischen Syndroms die Krebsdiagnose noch nicht bekannt, der Krebs ist meistens noch in einem sehr frühen Stadium und daher möglicherweise noch gut behandelbar. Daher ist es wichtig, bei derartigen hirnbezogenen Symptomen nicht nur an einen Schlaganfall zu denken, sondern auch an ein kreuzreagierendes Immunsystem und intensiv nach einem eventuellen Karzinom zu suchen.

Bei schneller entzündungshemmender Therapie kann das Fortschreiten der neurologischen Zerstörung aufgehalten oder sogar gestoppt werden, die bereits bestehenden Ausfälle bleiben allerdings in den meisten Fällen bestehen. Auch durch die Entfernung des Tumors wird zwar die Antikörperbildung deutlich reduziert; da das Immunsystem aber nun begonnen hat, sich ebenfalls gegen die gesunden Gewebe zu richten, ist auch durch die Tumorchirurgie keine Genesung dieses Syndroms mehr zu erreichen.

Zur Diagnose eines paraneoplastischen Syndroms weist man bestimmte unterschiedliche kreuzreaktive Antikörper im Blut nach, die eindeutig für das Vorliegen der Krankheit sprechen, häufig den Antikörper Anti-Yo, der irrtümlich das Kleinhirn angreift. Wird man fündig, weiß man dann im Umkehrschluss oft auch, in welchen Organgebieten man nach einem Tumor suchen muss.

Paraneoplastische Syndrome sind insgesamt sehr selten. Sie treten nur bei etwa 1 von 10000 Krebserkrankungen auf.

Die beiden folgenden Erkrankungen sind keine Autoimmunerkrankungen im engeren Sinne, sie gehören aber trotzdem unbedingt hierher, denn ihre Antikörper richten sich zwar nicht gegen körpereigene Substanzen, aber doch gegen unverzichtbar zum Körper gehörende Zellen, ohne die der Mensch nicht in Gesundheit leben kann und mit denen wir somit in Symbiose leben.

Morbus Crohn

Der Morbus Crohn bildet Antikörper gegen die Bakterien der normalen, sehr hilfreichen Darmflora, die in jedem gesunden Darm vorhanden sein muss. Um seine Entstehung zu erklären, muss etwas weiter ausgeholt werden: Im Darmlumen befinden sich viele Millionen Darmbakterien, die in ihrer Gesamtheit die Darmflora, das Mikrobiom, bilden. Diese für den Organismus sehr nützlichen Bakterien sind unverzichtbar für unsere Gesundheit. Sie leisten nicht nur Hilfe bei den Verdauungsfunktionen, sondern haben sogar Auswirkungen auf unsere Hirntätigkeit, auf unsere Stimmung (Serotoninbildung), auf unser Immunsystem, die Krebsabwehr und vieles mehr. Damit sie beim Transport der Nahrung im Darm nicht mit dieser aus dem Körper heraus befördert werden, verankern sich die Bakterien der Darmflora wie kleine Boote am Flussufer an einer Schleimschicht, die sich direkt auf der Innenauskleidung des Darmrohres befindet. Von hier aus dürfen sie allerdings nicht bis in die Innenauskleidung der Darmschleimhaut vordringen; dies verhindern bakterienabweisende Peptide in der Schleimschicht, sogenannte Defensine.

Morbus-Crohn-Patienten haben einen Mangel an diesen bakterienabweisenden Peptiden. Infolgedessen gelangen die Bakterien des Mikrobioms in die oberste Schicht der Darmschleimhaut. Die Darmzellen betrachten diese nützlichen Bakterien als Angreifer, da sie hier am falschen Ort sind, und bilden Antikörper gegen sie. Dadurch entstehen Entzündungen in der Darmwand und infolgedessen wird der Darm zum Körperinneren hin undicht. Durch die nun offenen Zwischenräume zwischen den einzelnen Darmwandzellen gelangen die Bakterien und auch andere Substanzen zwischen den Zellen der Darmwand hindurch in das Innere des Körpers. Dieser Zustand des undichten Darmes wird auch »Leaky-Gut-Syndrom« genannt. Es kann sogar zu großen Ulcera und Blutungen aus beschädigten Gefäßen kommen. Das geschieht beim Morbus Crohn hauptsächlich im letzten Abschnitt des Dünndarms (Ileum), manchmal auch im Dickdarm; nur sehr selten in anderen Darmabschnitten oder gar in Magen, Speiseröhre oder Mund. Die entzündeten Stellen gehen nicht ineinander über, sondern stehen als einzelne Inseln zwischen den noch gesunden Epithelien, ein Charakteristikum für den Morbus Crohn.

Man rätselt noch darüber, warum die Defensine bei diesen Patienten in der Schleimschicht des Darmes vermindert sind. Einige Forscher meinen, bestimmte Infektionen zum Beispiel mit Yersinien als Auslöser erkannt zu haben. Auch neigen Raucher deutlich eher dazu, an Morbus Crohn zu erkranken, in einigen Studien zeigt sich für Raucher sogar ein doppelt so hohes Risiko. Weil man eine sehr viel höhere Inzidenz in den Ländern mit höheren Hygienestandards sieht, liegt ebenfalls ein Zusammenhang mit mangelndem Training des Immunsystems, durch erhöhten Seifen- und Waschmittelkontakt nahe oder mit Lebensstilveränderungen, die anderweitig mit der Hygiene zu tun haben. Eine Ursache für die Dickdarmvariante ist eine genetische Abweichung im Chromosom Nr. 8 bei den Betroffenen: Gesunde besitzen dort vier Genabschnitte, die Defensin produzieren, Morbus-Crohn-Patienten aber nur drei. Dies trifft aber nicht auf jene Kranken zu, deren Entzündungsherde im Dünndarm liegen, was deutlich häufiger vorkommt.

Als Symptome treten massive Durchfälle mit starken Bauchschmerzen auf, öfters mit Blut im Stuhl. Durch vermehrte Blutungen kann es später zu Blutarmut und Eisenmangel kommen. Die Patienten klagen sehr oft über Schmerzen im rechten Unterbauch, wo sich das vorwiegend betroffene Ileum befindet. Wegen der häufigen Durchfälle kommt es häufig zu Gewichtsverlust, entzündlich bedingte Narbenbildungen im Darm können Engstellen im Darm bis hin zum Darmverschluss bewirken. Wenn der Morbus Crohn den After befällt, entstehen dort oft Abszesse und Fisteln. Die Erkrankung verläuft in Schüben, die mehrere Wochen lang anhalten. Mitbeteiligung anderer Gewebe außerhalb des Darms wie Haut oder Gelenke sind selten.

Bis zum Beginn der 2000er-Jahre kam der Morbus Crohn vorwiegend in den entwickelten Industrienationen vor, vor allem in Europa und Nordamerika; hier leiden ca. 0,3 % der Bevölkerung daran. In den letzten Jahren nimmt allerdings diese Erkrankung in Afrika, Südamerika und Asien zu. Auch hier vermutet man einen Zusammenhang mit gesteigerten Hygienestandards. Am häufigsten erkranken junge Menschen im Alter von 15–35 Jahren und später Ältere ab 60 Jahren. Männer und Frauen sind gleichermaßen betroffen.

Im Blutbild sieht man erhöhte Entzündungsparameter (BKS, CRP) und oft auch einen Eisenmangel und eine Blutarmut infolge der Blutungen aus dem Darm. Bei der Sonografie des Darmes erkennt man die typische Verdickung der entzündeten Darmschleimhaut. Engstellen, Fisteln und auch Geschwüre erkennt man während einer Darmspiegelung und in der Magnetresonanztomografie (MRT). Eventuelle Biopsien vervollständigen die Diagnostik.

Colitis ulcerosa

Die Colitis ulcerosa ist neben dem Morbus Crohn eine der am häufigsten auftretenden chronisch entzündlichen Darmerkrankungen. Charakteristisch sind, wie der Name andeutet, Ulcera, also Geschwüre in der Darmwand.

Für die Entstehung der Erkrankung macht man, genauso wie beim Morbus Crohn, eine Immunreaktion des Körpers gegen die eigene Darmflora verantwortlich. Insofern handelt es sich auch bei der Colitis ulcerosa also nur im weiteren Sinne um eine Autoimmunerkrankung.

Als Ursachen vermutet man neben den bereits beim Morbus Crohn erwähnten Hygienestandards auch Ernährungsfaktoren: So werden Colitis-ulcerosa-Erkrankungen für Forschungszwecke im Tiermodell künstlich mittels Derivaten von Carrageen ausgelöst, das in der Lebensmittelindustrie als Geliermittel und Emulgator in bestimmten Light-Produkten, aber auch in einigen Fleisch- und Milcherzeugnissen enthalten ist (E 407). Ob tatsächlich Carrageen und dessen Derivate auch beim Menschen für die Krankheit mitverantwortlich ist, ist fraglich, allerdings zeigt dieses Beispiel, dass solche Inhaltsstoffe als Ursache infrage kommen.

Die Auslösung der Erkrankung sowie auch von Schüben hängt offensichtlich auch mit negativen Einflüssen von emotionalen Belastungen auf das Immunsystem zusammen, wobei erschwerend hinzukommt, dass die Erkrankung an sich für die Patienten schon eine psychische Belastung darstellt.

Auch bei der Colitis ulcerosa entwickelt sich wie beim Morbus Crohn durch die immunologischen Angriffe auf die Darmbakterien, die bis zur Darmschleimhaut vorgedrungen sind, dort eine chronische Entzündung mit Geschwürbildung, die in Schüben verläuft. Aber im Gegensatz zum Morbus Crohn wird ausschließlich der Dickdarm befallen (in ganz seltenen Ausnahmen auch der direkt angrenzende Teil des Dünndarms, das Ileum) und die Erkrankung betrifft nicht nur entzündlich veränderte Inseln zwischen Bereichen mit normalen Schleimhautanteilen, sondern breitet sich kontinuicrlich vom Enddarm ausgehend über den gesamten Dickdarm gleichmäßig aus. Je nachdem, wie weit die Entzündung vom Anus ausgehend bereits fortgeschritten ist, ergeben sich unterschiedliche Klassifikationen, die für die Behandlung wichtig sind. Ganz selten sind auch die Gallengänge betroffen; wenn dies der Fall ist, besteht ein erhöhtes Risiko für Dickdarmkrebs.

Symptome äußern sich in blutigen Durchfällen, die sehr akut und unvorhergesehen auftreten können, in starken Darmkrämpfen, Abdominalschmerzen, Gewichtsverlust, Leistungsabfall und durch die häufigen Blutabgänge mit dem Stuhl hervorgerufene Anämie und Eisenmangel. Oft führt die Befürchtung, nicht schnell genug eine Toilette ausfindig zu machen, dazu, dass man sich sozial immer mehr isoliert und häufig auch keiner geregelten Arbeit mehr nachgehen kann. Mit fortschreitender Dauer der Erkrankung und auch abhängig von der Ausdehnung im Darm steigt bei der Colitis ulcerosa die Gefahr für bösartige Entartungen deutlich an. Eine zum Glück nicht häufige Komplikation ist das toxische Megakolon, bei dem die Darmschlingen des Dickdarms sich extrem aufdehnen, sodass kaum noch Darmbewegungen entstehen und Lebensgefahr durch das Platzen des Darmes besteht. Selten werden auch Gewebe außerhalb des Darmes befallen, etwa Gelenke, Augen, Haut und Knochen.

Ungefähr 0,25 % der Menschen sind weltweit an einer Colitis ulcerosa erkrankt, mit Häufigkeitsgipfeln v. a. in Norwegen und Kanada. Genauso wie beim Morbus Crohn kam die Colitis ulcerosa bis vor ca. zwei Jahrzehnten hauptsächlich in Europa und Nordamerika vor, seitdem steigt aber die Inzidenz jetzt auch in Afrika, Südamerika und Asien an, sodass man auch für diese chronische Darmerkrankung einen Zusammenhang mit übertriebenen Hygienemaßnahmen annimmt. Männer und Frauen sind gleichhäufig betroffen, sie erkranken vorwiegend zwischen dem 20. und dem 40. Lebensjahr.

Diagnostiziert wird die Colitis ulcerosa mittels Koloskopie, bei der endoskopisch Gewebe entnommen wird. Da das koloskopische Bild meist eindeutig ist, spielen Laborwerte wie erhöhte Entzündungswerte für die Diagnostik eine untergeordnete Rolle.

Autoinflammationserkrankungen

Während Autoimmunerkrankungen durch eine Fehlfunktion des erworbenen Immunsystems entstehen, gehen Autoinflammationserkrankungen auf Störungen im angeborenen Immunsystem zurück.

Von den Autoimmunerkrankungen unterschieden werden müssen die Autoinflammationserkrankungen. Hierbei handelt es sich um sehr seltene Krankheiten mit einer jährlichen Inzidenz von ca. 0,0004 %.

Unterschied Autoimmunerkrankungen und Autoinflammationserkrankungen

Beide zerstören irrtümlich körpereigenes Gewebe, aber im Gegensatz zu den Autoimmunerkrankungen, die durch eine Fehlfunktion des erworbenen (spezifischen) Immunsystems bedingt sind, greift bei den Autoinflammationskrankheiten das angeborene unspezifische Immunsystem fehlerhaft körpereigene Strukturen an.

Der Grund dafür ist nicht wie bei den Autoimmunkrankheiten eine Kreuzreaktivität. Die Ursache für Autoinflammationskrankheiten hat nichts mit Antikörpern zu tun, denn die werden ja gar nicht vom angeborenen Immunsystem gebildet. Hier liegen genetische Mutationen bestimmter Gene vor, die durch diese Fehlprogrammierung beim Patienten eine überstarke Aktivierung des angeborenen Immunsystems bewirken.

Infolgedessen wird insbesondere ein bestimmtes Zytokin, das Interleukin-1ß (IL-1ß), im Übermaß produziert. IL-1ß ist für die gesunde Abwehr unerlässlich, in der viel zu hohen Konzentration bei den meisten Autoinflammationskrankheiten jedoch einer der Hauptbeteiligten am Zerstörungswerk, v. a. bei den Fiebersyndromen. Weil dieses Zytokin schon in geringsten Mengen Fieber hervorruft, ist Fieber bei allen Autoinflammationskrankheiten typisch.

Die Therapie zielt auf die Unterdrückung der Aktivität des Interleukin-1ß mittels Interleukin-1-Rezeptor-Antagonisten ab, um so früh wie möglich die Gewebe vor den wiederkehrenden Entzündungen und damit einhergehenden Zerstörungen zu schützen. Ergänzend kommen entzündungshemmende Medikamente wie Glukokortikoide und Immunsuppressiva hinzu.

Zu den Symptomen zählen meist sich in Schüben wiederholende über zwei bis drei Tage anhaltende Fieberepisoden von über 39°, die ein- bis zweimal monatlich oder auch nur ein- bis zweimal jährlich auftreten. Dazu kommen Entzündungen und Schmerzen, die prinzipiell überall auftreten können, im Gastrointestinaltrakt, an den Gelenken, Muskeln, Nieren und auch Nervengewebe, begleitet von Hautausschlägen. Durch die Vielfalt der Symptome ist eine Diagnosestellung oft schwierig. Da es sich um eine ererbte Krankheit handelt, treten die Symptome meist bereits in früher Kindheit auf. Allerdings sind sie wegen der überall vorkommenden Entzündungen und dadurch, dass Fieber im Kindesalter auch Begleitsymptom vieler Infektionen und anderer Krankheiten ist, derartig unspezifisch, dass die Diagnose einer Inflammationserkrankung oft leider erst sehr spät gestellt wird, wenn bereits irreversible Schäden eingetreten sind. Wenn also in einer Familie Inflammationskrankheiten vorkommen, sollte daher immer bei Auftreten von wiederkehrenden Fieberschüben bei Kindern an die Möglichkeit einer solchen Erkrankung gedacht werden, denn eine frühzeitige Behandlung kann viele entzündungsbedingte Schäden vermeiden.

Zur Diagnose tragen neben einer sehr eingehenden Anamnese deutlich erhöhte Entzündungsparameter wie zum Beispiel CRP und Ferritin bei, ebenso hohe Werte von IL-1ß.

Beispiele für Autoinflammationserkrankungen

Das familiäre Mittelmeerfieber ist die bekannteste und häufigste Erkrankung in diesem Kontext. Es tritt, wie der Name schon sagt, vorwiegend in den südöstlichen Ländern des Mittelmeerraumes auf (durch Migration jetzt auch immer öfter in Deutschland), wird vererbt, kommt daher familiär gehäuft vor, und geht mit periodisch auftretendem hohen Fieber einher. Weil es eine angeborene Krankheit ist, kommt es bereits im Kindes- und Jugendalter zu den ersten Fieberschüben, die nach ein bis drei Tagen wieder abklingen, aber periodisch wiederkehren. Begleitet wird das Fieber von heftigsten Bauchschmerzen, bedingt durch eine Bauchfellentzündung, oder auch Brustschmerzen bei Rippenfellentzündung. Ebenso kann es auch zu Entzündungen an der Innenauskleidung der Gelenke, mit entsprechend starken Schmerzen dort kommen.

Während der Krankheitsschübe entsteht bei Mittelmeerfieber-Patienten sehr viel Amyloid im Blut, ein Abbauprodukt von Entzündungsstoffen. Das Amyloid wird in den Organen des Körpers abgelagert und führt zu Organschäden, die sich von Schub zu Schub potenzieren und letztendlich schwere Funktionsstörungen, beispielsweise in den Nieren, verursachen können.

Auch das Still-Syndrom – benannt nach dem Arzt George Still – tritt vorwiegend bereits im Kindesalter auf, kann aber auch Erwachsene befallen. Kennzeichen sind sehr hohes Fieber, massive Gelenkentzündungen im gesamten Körper und blassrosa Hautausschläge, die kommen und gehen. Eine sichere Diagnose läßt sich trotz der heftigen Symptome nur schwer stellen, weil diese uncharakteristisch sind. Bei längerem Bestehen können die Entzündungen zu Gelenkzerstörungen führen, daher ist eine frühe Therapie wichtig.

Unabhängig von der Diagnose muss bei allen Inflammationserkrankungen früh mit entzündungshemmenden Mitteln gegen die Entzündungen vorgegangen werden, um Schäden zu vermeiden. Dies gilt ganz besonders für die meist betroffenen Kinder, deren Gewebe und Organe sich im Aufbau befinden und noch ein langes Leben lang gebraucht werden. Eine ursächliche Behandlung für Autoinflammationserkrankungen gibt es nicht. Erschwerend für die Therapie ist das vorwiegend kindliche Alter der Patienten, denen man nur so wenig Medikamente wie möglich geben möchte, deren Nebenwirkungen die Entwicklung stören würden.

Interessantes zu Long COVID

Laut einer neuen Studie von 2023 ist auch Long COVID, das chronisch persistierende Beschwerden nach einer Coronainfektion kennzeichnet, eventuell zumindest teilweise autoinflammatorisch verursacht. Das Komplementsystem, ein Teil des angeborenen Immunsystems, das zunächst bei der Bekämpfung der Coronaviren mithilft, wendet sich im Falle des Long COVID offenbar hinterher auch gegen nicht infizierte gesunde Zellen und führt auf diese Weise zu Schäden und chronisch schwelenden Entzündungszuständen. Allerdings können nicht alle Langzeitfolgen nach Corona hiermit erklärt werden.

Sonderfall Zöliakie

Dieselben Symptome wie beim Morbus Crohn und der Colitis ulcerosa treten bei einer weiteren Erkrankung auf, der Zöliakie. Deren Entstehung ist allerdings eine gänzlich andere.

Oft wird auch die Zöliakie zu den Autoimmunkrankheiten gezählt, was falsch ist, weil bei der Zöliakie nicht Proteine angegriffen werden, die zum Körper gehören, sondern Proteine im Gluten, also dem Klebereiweiß im Getreide, das mit der Nahrung im Darm ankommt. Genaugenommen handelt es sich also um eine Allergie (Seite 36): Bei Allergien werden Substanzen zerstört, die zwar fremd, aber nicht gefährlich sind und deshalb vom Immunsystem eigentlich in Ruhe gelassen werden sollten.

Die Symptomatik der Zöliakie ähnelt stark derjenigen bei Morbus Crohn und Colitis ulcerosa. Sie muss aber von den beiden abgegrenzt werden, weil die Therapie grundlegend unterschiedlich ist.

Was passiert genau bei einer Zöliakie?

Bei häufigem Verzehr von getreidehaltigen Nahrungsmitteln kommt es bei Menschen mit Glutenunverträglichkeit zu vielen Immunreaktionen im Darm, die an der Dünndarmschleimhaut das bereits beschriebene Leaky-Gut-Syndrom entstehen lassen. Das Klebereiweiß gelangt in die Darmwand und veranlasst dort Abwehrmaßnahmen und dadurch hervorgerufene Zerstörungen - Durchfälle, Darmbluten und Krämpfe sind die Folge. Nährstoffe wie z.B. Vitamine und Eiweiße können nicht mehr adäquat im Dünndarm aufgenommen werden, wodurch sich Mangelernährung und Vitaminmangel einstellen können. Das kann gerade bei Kindern zu Entwicklungsverzögerungen führen.

Morbus Crohn und Colitis ulcerosa müssen mit Kortisonpräparaten und starken Immunsuppressiva behandelt werden. Dahingegen gibt es eine sehr einfache und wenig belastende Therapie für Zöliakie: Meiden Sie konsequent Gluten im Essen, wie in Brot, Paniermehl und Kuchen, in Keksen, im Mehl, in vielen Soßen, Bier

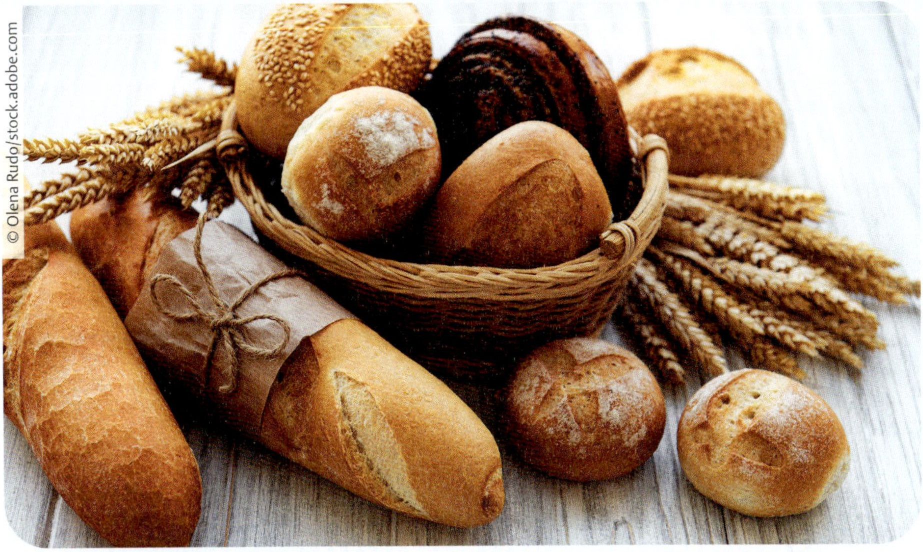

usw.! Hafer ist eigentlich glutenfrei, aber er wird leider oft neben Weizenfeldern angebaut, von denen aus er dann kontaminiert wird, ebenso kann eine Beimischung von Gluten in der Handelskette passieren.

Es gibt mittlerweile für die meisten glutenhaltigen Lebensmittel einen glutenfreien Ersatz, sogar in Supermärkten. In vielen Bäckereien kann man auf Bestellung frische Brötchen und Brote ohne Gluten bekommen.

Wenn man es schafft, alles Glutenhaltige absolut und konsequent zu meiden, kann die Dünndarmschleimhaut sich wieder regenerieren und vollständig ausheilen. Als Ersatz für glutenhaltige Getreidesorten bieten sich Hirse, Buchweizenmehl, Reis, Mais, Teffmehl, Quinoa und Sojabohnen an.

Völlig unabhängig von einer Zöliakie kann Gluten bei Menschen mit entsprechender genetischer Veranlagung durch die spezielle Zusammensetzung seines Eiweißes immunologische Kreuzreaktionen auslösen, die dann Entzündungen an Strukturen des Körpers verursachen. Auf diese Weise führt Gluten dann zu echten Autoimmunkrankheiten (in diesen Fällen meistens außerhalb des Darmes)!

Daher sollten glutenhaltige Nahrungsmittel auch von Personen ohne Zöliakie nicht im Übermaß verzehrt werden, ganz besonders, wenn Autoimmunkrankheiten in der Familie bekannt sind.

Die Zöliakie ist eine sehr häufig auftretende Erkrankung, weltweit mit einer Häufigkeit von ca. 1:3000. Wenn man auch asymptomatische Fälle hinzurechnet, bei denen die Krankheit lediglich anhand von Antikörpern im Blut festgestellt wird, sogar mit einer Häufigkeit von 1:270! Zöliakie kann bereits im Säuglingsalter beginnen, wenn mit Getreidebrei zugefüttert wird.

Bei Zöliakie muss unbedingt auf glutenhaltige Lebensmittel verzichtet werden.

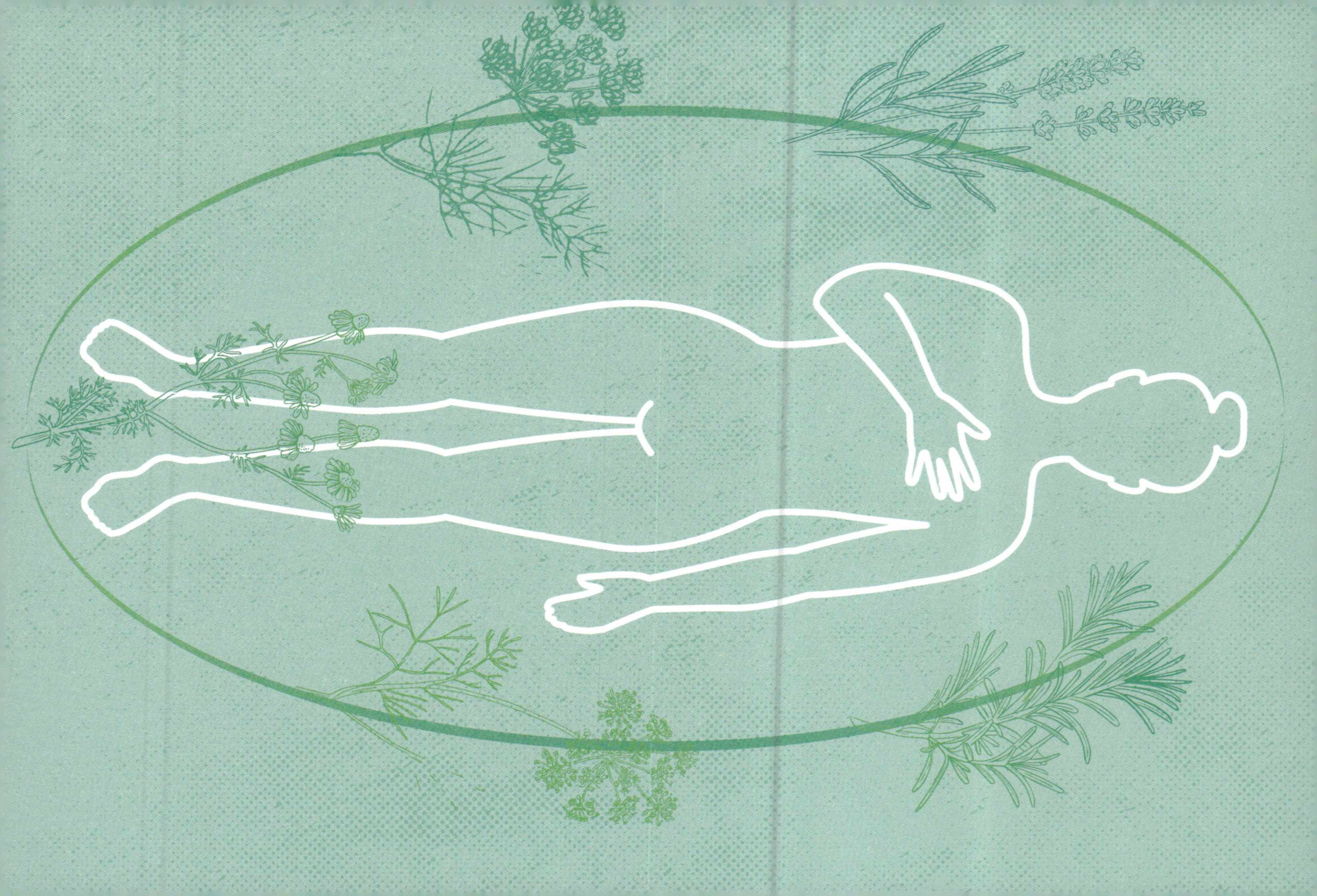

Die besten Therapien

Die Naturheilkunde stellt bei Rheuma und anderen Autoimmunerkrankungen eine sinnvolle Therapieergänzung dar.

Schulmedizin und Naturheilkunde als Team

Bei Autoimmunerkrankungen sollte man neben der Schulmedizin immer auch an die Naturheilkunde denken.

Die Crux bei den Therapien gegen Autoimmunerkrankungen ist die Tatsache, dass man ein einmal entgleistes, fehlgeleitetes Immunsystem nicht wieder »zur Vernunft« bringen kann – sind erst einmal Immunzellen im Organismus vorhanden, die Antikörper gegen körpereigene Strukturen bilden, können diese nicht mehr beseitigt oder »umerzogen« werden. Diese autoaggressiven Antikörper verbleiben ein Leben lang im Organismus und verrichten ihr zerstörerisches Werk, solange sie nicht daran gehindert werden. Erkrankte müssen also damit leben.

Die Therapien sollen die Auswirkungen der Autoaggression, die unkontrollierten Entzündungen an den verschiedenen Geweben des Körpers zum Stillstand bringen oder wenigstens so weit herunterfahren, dass die durch die Entzündungen hervorgerufenen Gewebszerstörungen aufgehalten werden. Im besten Falle verhindert man mit entsprechenden Maßnahmen – egal ob schulmedizinisch oder naturheilkundlich, idealerweise mit beidem zusammen – das Auftreten von erneuten Schüben. Man versucht, alles zu tun, damit sowohl die Lebensqualität als auch die Lebenszeit der Patienten so wenig wie möglich beeinträchtigt wird.

Zu diesem Zweck haben sich gute schulmedizinische Konzepte etabliert, die allerdings teilweise erhebliche Nebenwirkungen haben. Eine sinnvolle Ergänzung stellt hier die Therapie mit wirkungsvollen naturheilkundlichen Mitteln dar, von denen eine ganze Anzahl angeboten werden kann.

Schulmedizinische Therapien

Autoimmunerkrankungen werden in der Regel zuerst mit konventioneller Medizin therapiert.

Die schulmedizinischen Therapien beginnen eigentlich immer mit Kortisonanwendungen, die mit Immunsuppressiva kombiniert werden. Erst wenn die Wirkung der Immunsuppressiva voll eingesetzt hat, beginnt man, das Kortison so weit wie möglich zu reduzieren.

Glukokortikoide und Immunsuppressiva

In der Schulmedizin werden zu diesem Zweck vor allem Glukokortikoide (Kortison) und Immunsuppressiva (die Immunabwehr unterdrückende Medikamente) verabreicht. Beides sind schwere Geschütze, mit denen es aber zumindest teilweise recht gut gelingt, die Entzündungsgeschehen und Zerstörungen im Körper in Schach zu halten.

Glukokortikoide (Kortison)

Kortison ist ein natürlicherweise im Körper in der Nebennierenrinde gebildetes Hormon, das man für therapeutische Zwecke synthetisch herstellt. Medikamentös wird es als Entzündungshemmer eingesetzt, weil es die Teilungsvorgänge in der Zelle verlangsamt, somit die Vermehrung von Entzündungszellen behindert und zusätzlich die Ausschüttung von entzündungsfördernden Botenstoffen blockiert. Weil die Wirkung der Kortisonpräparate sofort mit Beginn der Therapie einsetzt, die Immunsuppressiva dafür aber teilweise mehrere Wochen brauchen, fängt man eigentlich immer mit einer Kombination von beiden Medikamentengruppen an, um wegen der Nebenwirkungen dann nach und nach das Kortison in der Dosis zu reduzieren. Wenn die anderen Medikamente ausreichende Wirkung zeigen, versucht man, die Glukokortikoide möglichst ganz wegzulassen und nur noch mit den Immunsuppressiva weiter zu therapieren.

Es gibt sehr viele unterschiedliche Kortisonpräparate, die individuell auf den Patienten und seine Erkrankung abgestimmt ausgewählt werden. Sie sollten nur so lange gegeben werden, wie zur Überbrückung bis zum vollen Wirkeintritt der Immunsuppressiva nötig, möglichst nicht länger als drei bis sechs Monate; denn kurzzeitig angewendet ist Kortison zwar ein segensreiches Therapeutikum, langfristig eingenommen hat es allerdings erhebliche schädliche Nebenwirkungen:

- Osteoporose bis hin zu Knochennekrosen
- Ödemeinlagerungen
- Stammfettsucht, »Vollmondgesicht«, »Büffelnacken«
- Erhöhung der Blutzuckerwerte und Entwicklung eines Diabetes Typ II
- Muskelschwäche
- Neigung zu Infektionen, weil das Immunsystem gebremst wird
- Herz-Kreislauf-Komplikationen
- Schäden an den Augen (Grauer Star, Grüner Star)
- Hautveränderungen (»Papierhaut«, Streifen durch Dehnung der Haut, punktförmige Blutansammlungen und blaue Flecken, Wundheilungsstörungen)
- hormonelle Störungen
- psychische und neurologische Störungen

Diese unschönen Nebenwirkungen treten bei kurzfristiger Verabreichung nicht oder nur in abgeschwächter Form auf, je nach Dauer der Verabreichung. Das Nebenwirkungsrisiko muss erst einmal von den Erkrankten in Kauf genommen werden, um so schnell wie möglich die Schäden an den befallenen Geweben und Organen zu begrenzen.

Immunsuppressiva

Die Behandlung mit Glukokortikoiden sollte also so bald wie möglich in die alleinige Gabe von Immunsuppressiva als sogenannte Basismedikation übergehen, die dann ein Leben lang die Entzündungen in Schach halten. Immunsuppressiva wirken über verschiedene Mechanismen entzündungshemmend: Zum Teil hemmen sie die Vermehrung von T- und B-Lymphozyten, teilweise die Ausschüttung von Antikörpern, andererseits können sie aber auch die Bildung von entzündungsfördernden Botenstoffen in den Lymphozyten vermindern.

Nebenwirkungen sind:

- Stomatitis (Entzündungen im Mund- und Rachenraum)
- Bauchschmerzen
- Appetitlosigkeit, Übelkeit bis zum Erbrechen
- Leberschäden
- Knochenmarkschädigung
- Nierenschäden
- gehäufte Infektionen
- teilweise schwere Nervenschäden und mehr

Neben den bereits seit langer Zeit gebräuchlichen Basistherapeutika haben sich in letzter Zeit die Biologika als neuere Basistherapeutika etabliert. Sie werden biotechnologisch (d.h. mithilfe lebender Zellen von Tieren, Pflanzen oder Mikroorganismen) hergestellt und unterdrücken Entzündungsreaktionen im Körper, indem sie unterschiedliche Entzündungsmediatoren behindern.

Die volle Wirkung der Biologika tritt sehr viel schneller ein als die der älteren Basistherapeutika, aber leider können sie nicht oral eingenommen werden, weil es sich bei ihnen um Eiweißverbindungen handelt, die im Magen zersetzt werden würden. Diese Mittel müssen also injiziert werden, die Betroffenen können das allerdings selbst vornehmen.

Nebenwirkungen haben aber auch die Biologika:

- Infektanfälligkeit (auch sie reduzieren schließlich die Abwehrkräfte des Immunsystems – dies ist ja ihre Aufgabe gegen die chronischen Entzündungen). Teilweise können sehr schwerwiegende Infektionen auftreten, bedingt durch die unterschiedlichsten Erreger.
- Veränderungen bestimmter Blutwerte, insbesondere die immunkompetenten Zellen betreffend
- Kopfschmerzen
- Übelkeit
- Hautveränderungen
- akute Freisetzung vieler entzündungsfördernder Zytokine (Zytokinsturm)

Eine noch neuere Entwicklung sind die Janus-Kinase-Hemmer (JAK-Inhibitoren), die als Tablette eingenommen werden, also nicht gespritzt werden müssen: Hier handelt es sich um eine Basismedikation, deren Wirkung direkt in der Immunzelle ansetzt, sie blockieren Signalwege, die zur Entzündung führen.

Die mit diesen Medikamenten in Verbindung stehenden Nebenwirkungen sind:

- erhöhte Infektanfälligkeit, wie bei allen Basistherapeutika. Hier stehen ganz besonders Infekte der oberen Atemwege und Pneumonien im Vordergrund, teilweise kommt es zu sehr schwerwiegenden Infektionen.
- kardiovaskuläre Komplikationen
- Beinvenenthrombosen und auch Lungenembolien
- Krebsentstehung, v.a. bei Rauchern und Ex-Rauchern
- Husten
- Übelkeit

Oft werden die älteren klassischen Basismedikamente mit den neueren kombiniert, weil man dadurch die Wirkung potenzieren kann und die Nebenwirkungen durch eine niedrigere Dosierung der Einzelmittel reduziert werden.

Zusätzliche Maßnahmen

Über die bei allen Autoimmunerkrankungen zur Entzündungshemmung und Immunsuppression unbedingt gebotene Therapie mit den oben genannten Mitteln hinaus ergeben sich für einige Krankheiten zusätzlich besondere Aspekte.

Lokale Behandlung

Wenn möglich, versucht man die systemische Gabe von Kortikosteroiden und Immunsuppressiva zu vermeiden, um die schädlichen Nebenwirkungen nicht im ganzen Körper hervorzurufen. Das erreicht man bei lokal begrenzten Entzündungen, indem man die Anwendung auf den Ort der Erkrankung beschränkt. So kann man bei der Colitis ulcerosa mit entsprechenden Suppositorien und Einläufen nur im Enddarm therapieren, wenn sie sich noch nicht weiter in den Darm ausgebreitet hat.

Ebenso sollte eine auf die Haut beschränkte Psoriasis mit kortisonhaltigen und sonstige Wirkstoffe beinhaltenden Cremes und Salben lokal behandelt werden.

Antibiotische Therapie in Spezialfällen

Eine Besonderheit in der Behandlung stellt auch das rheumatische Fieber (Seite 44) dar. Bei dieser Erkrankung sind an der Auslösung der autoimmunen Zerstörung ganz maßgeblich kreuzreaktive Antikörper beteiligt, die gegen die Bakterien gebildet werden, die Scharlach auslösen, eine heftige Infektion des Rachens mit dicken eitrigen Belägen auf den Tonsillen (Mandeln). Bei Patienten mit rheumatischem Fieber muss man also auf jeden Fall erneute Infektionen mit diesem Bakterium verhindern bzw. im Keim ersticken, damit die Antikörperbildung nicht wieder hochgepuscht wird, die sich dann auch wieder vermehrt gegen Herzgewebe richten würde. Das erreicht man durch eine sofortige Gabe von Penicillinpräparaten schon bei dem bloßen Verdacht auf den Beginn einer entsprechenden Infektion. Nachteil einer solchen Antibiotikumtherapie ist, dass der Patient allergisch gegen das Antibiotikum reagieren kann. Außerdem schädigt das Medikament die Darmflora. Resistenzbildungen –ein wichtiger Grund, der im Allgemeinen gegen die Gabe von Antibiotika spricht – sind bei diesen speziellen Bakterien in der Regel nicht zu befürchten.

Antikörperbedingte Zerstörungsaktionen, zum Beispiel am Herzen, machen aber selbstverständlich auch beim rheumatischen Fieber die zusätzliche Gabe von Kortison- und Basismedikamenten unvermeidbar.

Es gibt noch eine weitere Autoimmunkrankheit, für die die Gabe von Antibiotika eine Rolle spielt: in der Therapie der rheumatoiden Arthritis. Man hat beobachtet, dass die Antigen-Kreuzreaktivität, durch die versehentlich körpereigene Synovia-Zellen (Zellen der Gelenk-Innenhaut) angegriffen werden, häufig nach

Infektionen mit Citrobacter- und Klebsiella-Bakterien auftritt. Diese Erreger verursachen vorwiegend Harnwegsinfekte und Lungenentzündungen. Daher ergibt es bei der rheumatoiden Arthritis Sinn, Urin, Speichel und Stuhl auf die oben genannten Erreger hin zu untersuchen. Bei positivem Befund kann dann mit einem passenden Antibiotikum therapiert werden, das diese Bakterien im Organismus vernichtet und dadurch die Antikörperbildung dagegen deutlich herab setzt. Allerdings bleiben die vom Immunsystem eingebildeten Feinde, die Synovia-Zellen, im Organismus präsent, daher gelingt es auch mit der Antibiotikumgabe nicht, die schädliche Antikörperproduktion vollständig zu beseitigen. Aber sie ist nun sehr viel geringer, dadurch beruhigt sich die Autoimmunerkrankung und zeigt danach oft deutlich weniger Symptome.

Die Möglichkeit der Vererbung von Synovia-Merkmalen, die zur rheumatoiden Arthritis führen könnten, führt zu einer weiteren Überlegung: Um zu verhindern, dass man als Nachkomme eines an rheumatoider Arthritis Erkrankten selbst auch daran erkrankt, falls man die speziellen Merkmale geerbt hat, sollte man bei Vorliegen dieser Krankheit in der Familie konsequent darauf achten, dass man möglichst Harnwegsinfekte oder Lungenentzündungen vermeidet oder zumindest augenblicklich und ausreichend mit Antibiotika behandelt, damit die spezifische Abwehr gar nicht erst eingreift! Denn nur beim Aktivieren der spezifischen Abwehr entstehen Autoimmunkrankheiten, wie wir bereits wissen.

Achtung

Beim rheumatischen Fieber und der rheumatoiden Arthritis wird zum sehr schnellen, teilweise sogar prophylaktischen Einsatz von Antibiotika geraten. Das gilt ausdrücklich nur für diese Spezialfälle! Ansonsten sollten Antibiotika nur eher selten und sehr zurückhaltend eingesetzt werden, und nur, wenn es sich nachgewiesenermaßen um bakterielle Infekte handelt, die nicht anders beseitigt werden können. Durch den allzu forschen und unüberlegten Einsatz von Antibiotika in den letzten Jahrzehnten ist es heute zu vielen resistenten Bakterien gekommen, die man kaum noch beherrschen kann (Krankenhauskeime wie MRSA usw.)!

Behandlung von Funktionseinbußen und Sekundärerkrankungen

Zur Therapie gehört selbstverständlich auch der Ausgleich von Funktionseinbußen und Sekundärerkrankungen durch Organzerstörungen: Ein Problem stellt zum Beispiel der Diabetes mellitus Typ I dar. Zunächst versucht man, wie bei allen anderen Autoimmunerkrankungen auch, die angegriffenen Zellen – hier die insulinbildenden Betazellen der Bauchspeicheldrüse – v. a. mit Immunsuppressiva vor weiterer Zerstörung zu schützen. Darüber hinaus müssen aber auch die Auswirkungen des Insulinmangels therapiert werden: Wenn die Zahl der vernichteten Betazellen unter einen kritischen Wert fällt, sind Insulingaben absolut geboten, daneben sollte man aber natürlich auch zu viele einfache Kohlenhydrate wie Zucker, Kartoffeln, Brot, Nudeln, Reis meiden, um den Insulinbedarf im Körper herabzusetzen. Mehr körperliche Bewegung ist ebenfalls hilfreich, um den überschüssigen Zucker im Blut zu verbrennen.

Auch eine autoaggressiv angegriffene Schilddrüse muss funktionell ausgeglichen werden: Während der Morbus Basedow meist zu einer Überfunktion führt, bei der man Thyreostatika gibt, also Mittel, die die Hormonbildung begrenzen, muss die sich bei einer Hashimoto-Thyreoiditis entwickelnde Schilddrüsenunterfunktion mit Schilddrüsenhormonen unterstützt werden. Zusätzlich muss ein eventuell entstehender Bluthochdruck medikamentös eingestellt werden usw. Die Behandlung von Sekundärkrankheiten geht aber leider auch mit zusätzlichen Nebenwirkungen einher, daher sollten Sekundärkrankheiten durch frühzeitige Therapie vermieden werden.

Operationen

Über die medikamentöse Therapie hinaus können auch Operationen zum Therapieprogramm gehören: So kann es beispielsweise bei der rheumatoiden Arthritis manchmal nötig werden, völlig zerstörte Gelenke operativ durch Prothesen zu ersetzen. Dabei ist es mittlerweile möglich, nicht nur die großen Gelenke auszutauschen, sondern auch kleinere wie Finger- und Zehengelenke, damit die Patienten wieder greifen und schmerzfrei laufen können.

Genauso kann eine Operation bei Folgezuständen des rheumatischen Fieberss notwendig werden, wenn Herzklappen durch wiederkehrende Entzündungen so sehr zerstört worden sind, dass sie mit biologischen Schweineklappen oder künstlichen Herzklappenprothesen ersetzt werden müssen.

Wenn nur ein einzelnes Organ durch Autoantikörper angegriffen wird und wenn seine Funktion künstlich ersetzt werden kann, wie es beispielsweise bei der Schilddrüse der Fall ist, kann man durch operative Entfernung des Organs die Autoimmunerkrankung zum Stillstand bringen. Denn wo keine Antigene mehr sind, können die Antikörper keinen Schaden und keine Entzündung mehr hervorrufen. Die Antikörper bleiben aber trotzdem ein Leben lang im Organismus vorhanden, die Autoimmunität bleibt also bestehen, wirkt sich nur durch das Fehlen der Antigene, in diesem Falle der Schilddrüsensubstanzen, nicht mehr aus.

Risiken der Operationen durch den Eingriff selbst oder auch durch die Anästhesien sollen nicht unerwähnt bleiben; beispielsweise bergen Schilddrüsenoperationen die Gefahr der Verletzung eines oder beider Stimmbandnerven, was zu chronischer Heiserkeit oder sogar Stimmverlust führen kann. Eine weitere Möglichkeit, die Schilddrüse zu entfernen, stellt das Zerstrahlen des Organs mittels Radiojodtherapie dar, diese wirkt aber oft nicht so radikal wie die Operation.

In diesem Kontext ist es wichtig, auf Therapien hinzuweisen, die den Patienten bei eingetretenen Funktionseinbußen helfen können. Je nachdem, welches Gewebe vom Immunsystem attackiert wird, stellen sich Einschränkungen etwa der Beweglichkeit durch Muskelschwund (z. B. Myasthenia gravis) oder Gelenkzerstörung (z. B. rheumatoide Arthritis) oder auch Lähmungen (z. B. Multiple Sklerose) ein, bei denen man mit Krankengymnastik, Funktionstraining und Ähnlichem Linderung und Hilfe erreichen kann. Ebenso müssen Patienten mit Sehstörungen (Multiple Sklerose, Morbus Basedow), Herzschwäche (z. B. bei rheumatischem Fieber) oder auch psychischen Symptomen entsprechende Hilfsangebote erhalten.

Teilweise eignen sich Kuren, um ganz individuell umfassende Unterstützungsaspekte zu erarbeiten.

Heilung von Autoimmunerkrankungen

Eine Heilung von Autoimmunerkrankungen ist, wie eingangs dieses Kapitels erwähnt, de facto nicht möglich. Man kann sie in verzweifelten Fällen nur durch vollständige Vernichtung des gesamten Immunsystems im Körper und anschließender Transplantation von kompatiblen immunkompetenten Zellen erreichen – ein Verfahren, das äußerst schwierig und lebensgefährlich ist, daher wird es nur in extremen Ausnahmefällen versucht.

Naturheilkundliche Therapien

Krankheitsverlauf und Symptome von Autoimmunerkrankungen können mit Naturheilkunde sehr gut positiv beeinflußt werden.

Es ist sinnvoll, die Therapie der Autoimmunerkrankungen mit naturheilkundlichen Mitteln zu ergänzen, um die teilweise starken Nebenwirkungen der schulmedizinischen Behandlung zu reduzieren. Oft kann man dadurch die Gabe von Kortison- und Basistherapeutika heruntersetzen.

Ernährung

Tatsächlich kann man schon viel über die richtige Ernährung erreichen, sie kann den Verlauf von Autoimmunerkrankungen sehr günstig beeinflussen. Man versucht, die Immunreaktionen möglichst gering zu halten, Schübe zu vermeiden oder sie schnell wieder zu beenden, und den Körper beim Wiederaufbau der geschädigten Gewebe so weit wie möglich zu unterstützen.

Generell gilt, dass für die Zunahme von Autoimmunkrankheiten in den modernen Industrienationen nachgewiesenermaßen Ernährungsgewohnheiten mit Fastfood, industriell gefertigten Nahrungsmitteln, hohem Zuckerkonsum und der hohe Anteil von Fleisch bei geringem Gemüseanteil in der Nahrung eine Rolle spielen. Wir sollten besser wenig Fleisch, aber viel Fisch, Gemüse, Salate und Obst essen.

Übergewicht beeinflusst sowohl den Verlauf der Erkrankung als auch das Auslösen von Schüben ungünstig; vor allem im Bauchfett werden nämlich Hormone gebildet und freigesetzt, die Entzündungen aller Art fördern. Die Reduktion von Bauchfett bewirkt als alleinige Maßnahme schon eine verminderte Entzündungsaktivität!

Welche Nahrungsmittel sind entzündungsfördernd, welche nicht?

Eine entzündungshemmende Ernährungsweise läßt sich relativ einfach umsetzen. Um eventuelle jahrelange krankheitsfördernde Essgewohnheiten zu durchbrechen, hier ein Tipp: Beginnen Sie zunächst einmal für einen eng begrenzten Zeitraum, beispielsweise 14 Tage oder drei Wochen lang, sich zumindest an die ersten vier weiter unten folgenden Ernährungsempfehlungen zu halten. Bei diesem kurzen Zeitraum schafft man das! Sehr oft bemerkt man danach bereits eine deutliche Besserung des Befindens und der Entzündungssymptome, ganz besonders bei Rheumakranken schwellen die Gelenke sichtbar ab und die Schmerzen werden weniger. Dadurch merkt man, dass es sich lohnt, die Ernährungsweise zu ändern. Häufig möchte man die Besserung dann nicht mehr »hergeben« und bleibt bei den neuen Nahrungsgewohnheiten. Nach und nach kann man dann weitere Ernährungsempfehlungen in seinen Essensplan mit aufnehmen – Rom ist schließlich auch nicht an einem Tag erbaut worden!

Da die Motivation zur Durchführung größer ist und es auch besser im Bewusstsein bleibt, wenn man den Grund für die einzelnen Maßnahmen kennt, finden Sie hier bei den Empfehlungen auch die Begründungen angegeben.

Achtung

Wegen der furchtbaren Zerstörungskräfte der durch Autoimmunkrankheiten ausgesandten Antikörper sollten zunächst die schulmedizinischen Medikamente auch neben den ergänzenden natürlichen Therapien in der üblichen Dosierung weiter genommen werden; erst nach viertel- bis halbjähriger gleichzeitiger Anwendung von schul- und naturheilkundlichen Behandlungen kann sehr vorsichtig und langsam unter steter ärztlicher Kontrolle des Entzündungsgeschehens versucht werden, das Behandlungsschema zur Naturheilkunde hin zu verschieben.

Eine der wichtigsten Ernährungsempfehlungen:

- Nahrungsmittel, die Arachidonsäure enthalten, und Lebensmittel, die reich an Linolsäure und anderen Omega-6-Fettsäuren sind, sollten von Patienten mit Autoimmunerkrankungen unbedingt gemieden werden.

Unter den arachidonsäurefreien Nahrungsmitteln sind v. a. Seefische besonders günstig, weil sie die wichtige Eicosapentaensäure (EPA) und Docosahexaensäure (DHA) enthalten. Essen Sie davon also reichlich!

Begründung: Aus Linolsäure stellt der Organismus Arachidonsäure her. Ganz besonders die Arachidonsäure, aber auch die Omega-6-Fettsäuren sind stark entzündungsfördernd; sie steigern die Synthese von Prostaglandinen und Leukotrienen, die im Körper die Immunabwehr aktivieren, und dadurch auch alle Entzündungsvorgänge – auch die autoaggressiven. Gegenspieler zur Arachidonsäure sind die Omega-3-Fettsäuren, ganz besonders die Eicosapentaensäure (EPA) und die Docosahexaensäure (DHA). Sie wirken entzündungshemmend und sind in Fisch, Meeresfrüchten und Algen enthalten. Der Körper kann sie auch aus Linolensäure selbst herstellen, diese wird aber nur zu 10% umgewandelt, also viel zu wenig. Linolensäure darf aber nicht mit Linolsäure verwechselt werden! Linolensäure führt zur Herstellung der entzündungshemmenden Eicosapentaensäure, Linolsäure zur Herstellung der entzündungsfördernden Arachidonsäure![10]

Arachidonsäure ist allerdings in geringen Mengen nötig für den Aufbau von Zellmembranen, daher kann nicht ganz auf sie verzichtet werden. Bei chronisch entzündlichen Erkrankungen wird ein Verhältnis Omega-6 : Omega-3 von 3:1 empfohlen.

Weitere wichtige Ernährungsempfehlungen:

- Nahrung aus frischen, regionalen und saisonalen Lebensmitteln, möglichst aus biologischem Anbau beziehungsweise biologischer Haltung ist Fastfood und industriell vorgefertigten Produkten vorzuziehen. Die genaue Begründung erfahren Sie gleich noch im nächsten Abschnitt »Konservierungsmittel & Co.« (Seite 85).
- Wenn irgend möglich, täglich frisch kochen – je länger ein Lebensmittel oder gar fertiges Gericht gelagert wird, desto mehr zerfallen die darin enthaltenen Vitamine, von denen viele durch ihre

Lebensmittel, die bei Autoimmunerkrankungen gemieden werden sollten.

Reich an Arachidonsäure	Reich an Linolsäure	Reich an anderen Omega-6-Fettsäuren
Fleisch	Eigelb	Mayonnaise
Wurst	Butter	Sonnenblumen- oder Distelöl
Innereien	Sahne	Margarinen auf Grundlage dieser Öle (Öle mit hohem Omega-6-Fettsäureanteil)
Schweineschmalz	fetter Käse	
Speck	Vollmilch	

antioxidativen Wirkungen gegen Entzündungen arbeiten.

- Gemüse, Salate, Kräuter und Obst sollten wegen des hohen antientzündlichen Vitamingehaltes zu den Hauptnahrungsmitteln gehören.
- In der Traditionellen Chinesischen Medizin empfiehlt man bei Entzündungen wie Rheuma, die dort als Hitze- und Schleimerkrankungen angesehen werden, das »Feuer« mit Salaten und Gemüsen, die viel Wasser enthalten, zu kühlen und zu löschen: beispielsweise mit Salatgurken, Wassermelonen, Frühlingsgemüse, Spargel usw.
- Ganz besonders die Inhaltsstoffe von Zwiebeln, Knoblauch, Senf und Meerrettich beeinflussen die Immunantwort positiv, sie entfalten Effekte gegen Autoimmunkrankheiten und auch gegen allergische Reaktionen. Die darin enthaltenen Senföle, die Schwefelverbindungen und das Quercetin wirken antientzündlich, ohne dadurch die Körperabwehr gegen Erreger zu behindern.
- Auch Kurkuma und Ingwer (als Tee oder Gewürz) hemmen Entzündungen. Eigentlich sollte man jedes Gemüsegericht reichlich damit würzen beziehungsweise jeden Tag ein paar Tassen entsprechender Tees trinken.

Konservierungsmittel & Co.

Man hat beobachtet, dass Konservierungsmittel zu Antikörperproduktionen im Körper führen können, die anschließend auch Kreuzreaktionen mit körpereigenen Geweben, also Autoimmunkrankheiten, hervorrufen. Folglich ist dringend von Konservierungsmitteln und Geschmacksverstärkern oder sonstigen unnatürlichen Zusätzen zu Nahrungsmitteln abzuraten!

Nicht nur die Kreuzreaktionen stellen in diesem Zusammenhang ein Problem dar. Umweltgifte wie Schwermetalle oder auch Weichmacher in Kunststoffen verändern die Zelloberflächen der Gewebe im Organismus, sodass das Immunsystem sie nicht mehr als »eigen« erkennt und damit beginnt, sie abzuwehren: Eine Autoimmunerkrankung beginnt.

Auch wenn man bereits an einer Autoimmunkrankheit leidet, sollte man hier Verzicht üben, denn einerseits können sich weitere zusätzlich einstellen, andererseits könnte es durch derartige Zusatzstoffe in der Nahrung dazu kommen, dass die bereits vorhandene kreuzreaktive Antikörperbildung massiv getriggert und dadurch ein erneuter Krankheitsschub ausgelöst wird.

Natürliche Nahrungsbestandteile, die zur fehlgeleiteten Antikörperbildung führen können

Leider gibt es auch natürliche Inhaltsstoffe in der Nahrung, die von erblich prädisponierten Personen, also Menschen mit Autoimmunkrankheiten bei den Eltern oder anderen nahen Verwandten, gemieden oder zumindest mit

Vorsicht genossen werden müssen. Erkrankte sollten auf jeden Fall darauf verzichten.

Kuhmilch

Es gibt eine genetische Veranlagung, bei der der Organismus Schwierigkeiten hat, das sehr große Casein-Protein der Kuhmilch vollständig abzubauen. Die übrig bleibenden Casein-Moleküle können bereits im Darm das Immunsystem aktivieren, darüber hinaus aber auch entzündliche Immunreaktionen im Körperinneren auslösen, wenn sie bei einem Leaky-Gut-Syndrom vom Darminhalt über die gestörte Darmschleimhautbarriere ins Blut gelangen.

Zwiebeln und Knoblauch besitzen entzündungshemmende Inhaltsstoffe.

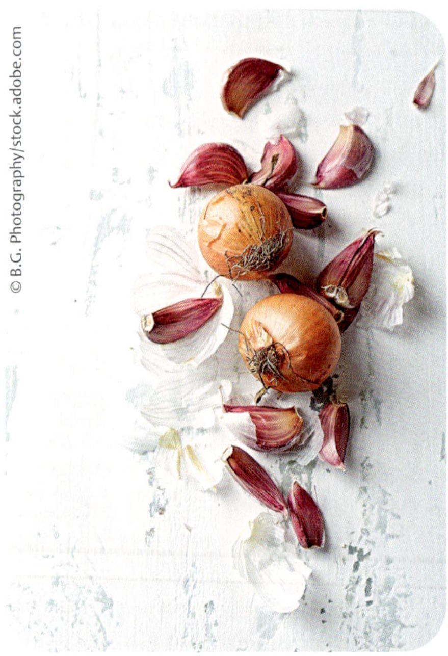

Ganz besonders gilt dies für Multiple Sklerose! Ein Protein namens MAG in der Myelinscheide der Nerven ähnelt bei bestimmter genetischer Veranlagung dem Casein-Protein so sehr, dass es vom Immunsystem besonders leicht mit ihm verwechselt werden kann. Das Casein der Kuhmilch (auch in Joghurt und Quark) wird seit den 1990er-Jahren verdächtigt, eine Kreuzreaktivität zu bewirken, die dazu führt, dass Immunzellen nicht nur das Casein-Molekül angreifen, sondern auch die MAG-Proteine in der die Nerven umhüllenden Myelinscheide. Dieser Angriff ist das Wesen der Multiplen Sklerose! Es spielt aber eigentlich nur für jene Menschen eine Rolle, die Antikörper auf Casein bilden.

Zumindest Nachkommen von an MS erkrankten Patienten sollten aus oben genannten Gründen besser auf Kuhmilchprodukte verzichten und stattdessen Soja-/Hafer- oder Mandeldrink verwenden beziehungsweise Ziegenkäse oder Schafskäse essen.

Zucker

Zucker hat in Ernährungsfragen allgemein einen schlechten Ruf. Betroffene einer Autoimmunerkrankung sollten jedoch ganz besonders darauf achten, nur sehr wenig Zucker und andere einfache Kohlenhydrate zu verzehren, denn durch deren übermäßigen Konsum können autoaggressive Entzündungen entstehen oder bei schon bestehenden Erkrankungen Schübe ausgelöst werden.

Begründung: In ganz bestimmten Zellen des Immunsystems, den TH17-Lymphozyten, die für die Regulation von Entzündungsvorgängen als sogenannte Helferzellen agieren (Kapitel »Das gesunde Immunsystem«, Seite 10), erhöhen Zucker und einfache Kohlenhydrate über einige Stoffwechselzwischenschritte die Aktivität entzündungsfördernder Gene.

Solche einfachen Kohlenhydrate sind:

- Zucker und zuckerhaltige Nahrungsmittel (auch Ketchup, Honig usw.)
- Kartoffeln
- Brot
- Nudeln aus Getreide
- weißer Reis

Eventuell könnte hier ein bestimmtes Nahrungsergänzungsmittel, das Hydroxycitrat (wird bislang gegen Übergewicht eingesetzt), helfen: Es ist in der Lage, die Entstehung der Stoffwechselprodukte zu verhindern, die diese genetische Aktivierung vollziehen. Hierdurch werden entzündliche Reaktionen auch bei Autoimmunkrankheiten reduziert, wobei normale Abwehrfunktionen des Immunsystems erhalten bleiben sollen.[12]

Generell ist aber ein sparsamer Umgang mit Zucker und seinesgleichen dringend schon aus gesamtgesundheitlichen Gründen empfehlenswert.

Achtung

Wissenschaftler geben zu bedenken, dass über diesen bereits geschilderten Zusammenhang der Konsum von Milch eigentlich immer das Risiko erhöht, an Multipler Sklerose zu erkranken. Es ist nämlich nie ausgeschlossen, dass man eine Immunreaktion auf Casein entwickelt, mit darauf folgender Antikörperbildung inklusive Kreuzreaktivität. Diese greift die eigenen Nervenhüllschichten an[11], auch wenn man bislang noch nicht davon betroffen ist.

Wer trotzdem nicht ganz auf Süßes verzichten möchte, genießt es am besten nur 2–3-mal pro Woche, dann aber in Maßen. Auch zu besonderen Gelegenheiten wie Weihnachten oder auf Familienfeiern ist Naschen erlaubt, solange es nicht ausartet. Zuckerersatzstoffe sind allgemein zwar für Diabetiker geeignet, können aber trotzdem nicht empfohlen werden, weil sie im Verdacht stehen Krebs, Allergien und auch Autoimmunerkrankungen auszulösen.

Gluten

Ebenso steht Gluten im Verdacht, in einigen Fällen Auslöser von Antikörperbildungen und damit verbundenen Immunreaktionen zu sein beziehungsweise solche zu aktivieren (auch ohne merkbare Zöliakie).

Besonders mit Hirngeweben v.a. im Kleinhirn scheint Gluten Kreuzreaktionen zu verursachen, inklusive daraus folgender neurologischer Beschwerden: Bei Glutenunverträglichkeit hat man in einer englischen Studie im MRT vermehrt sichtbare Verschattungen im Gehirn gefunden, die auf eine Immunreaktion hindeuten.

Sicherheitshalber könnte man bei erblicher Veranlagung zu Autoimmunkrankheiten auf glutenfreie Getreidesorten und Mehle ausweichen (zum Beispiel Buchweizen, Mais usw.). Insbesondere die meisten Brotsorten sind glutenhaltig, aber auch Kuchen, Nudeln, Müslis usw. Glücklicherweise gibt es ein breites Sortiment an glutenfreien Produkten.

Lektin
Das in Hülsenfrüchten, aber auch in Nachtschattengewächsen wie zum Beispiel Kartoffeln oder Tomaten enthaltene Lektin fördert Entzündungen – Lektin wird allerdings beim Erhitzen (Kochen, Grillen, Braten) zerstört. Autoimmunpatienten sollten diese Lebensmittel deshalb nur gegart essen, also möglichst auch keine rohen Tomaten im Salat.

Speziell für Tomaten ergibt sich durch das Garen ein weiterer Vorteil: Das sehr gut antientzündlich wirkende Lycopin in den Tomaten wird beim Erwärmen und Zerstoßen der Früchte so verändert, dass es im Körper besser verwertet werden kann.

Bestimmte Fastenformen

Eine relativ neue Erkenntnis ist, dass Autoimmunerkrankungen über bestimmte Fastenformen wie beispielsweise eine ketogene Diät günstig beeinflusst werden können. Bei einer ketogenen Diät beschränkt man seine Nahrungsmittel auf jene mit einem niedrigen glykämischen Index. Wer nach dieser Diät essen möchte, sollte Lebensmittel, die in der Tabelle auf Seite 91 aufgeführt sind, bevorzugen:

Durch diese Diät entstehen im Organismus nämlich Ketone, Stoffwechselprodukte, die zur deutlichen Vermehrung sogenannter regulatorischer T-Zellen führen; diese sind eine Unterart der Immunzellen, die auf natürlichem Wege krank machende Entzündungsreaktionen herunterregulieren. Wem eine solche Diät »nicht schmeckt«, der kann auf Ketone in Nahrungsmittelergänzungen zurückgreifen, die es mittlerweile im Handel gibt.

Ein weiterer Grund für die positiven Effekte der ketogenen Diät ist auch der damit verbundene weitgehende Verzicht auf Zucker und einfache Kohlenhydrate mit deren oben beschriebener positiver Auswirkung auf entzündungsfördernde Gene.

Vitamine, Spurenelemente und Mikronährstoffe

Wir haben gesehen, dass man mit der Ernährung Entzündungsaktivitäten reduzieren kann, indem man bestimmte Nahrungsmittel, die entzündungsfördernd sind, weglässt und besonders viele entzündungshemmende isst.

Entzündungshemmung kann man darüber hinaus noch etwas gezielter betreiben, indem man hierzu geeignete Mikronährstoffe einsetzt. Das gilt ganz besonders für Ältere, die wegen altersbedingten Veränderungen des Körpers anfälliger für eine Minderversorgung mit Spurenelementen und Mikronährstoffen sind, und für Menschen mit chronischen Erkrankungen, bei denen zum Beispiel die Resorption aus dem Darm nicht mehr optimal verläuft oder die auch krankheitsbedingt einen erhöhten Bedarf an antientzündlichen Substanzen haben. Ein erheblicher Mehrbedarf an antientzündlichen Substanzen liegt verständlicherweise ganz besonders bei Patienten mit chronisch schwelenden Autoimmunkrankheiten vor!

Aber auch andere Dinge führen zu einer Unterversorgung mit entzündungshemmenden Nährstoffen: die Beschaffenheit unserer Ackerböden, die Zusammensetzung unserer Nahrungsmittel, die in Europa herrschende Sonneneinstrahlung usw. Trotz guter Ernährung weisen daher viele (noch gesund erscheinende!) Menschen ein Defizit an bestimmten für die Immunitätslage und Entzündungshemmung wichtigen Mikronährstoffen auf.[13]

Lebensmittel mit niedrigem glykämischen Index

Obst	Äpfel, Birnen, Kirschen, Pflaumen, Beeren (Erdbeeren, Heidelbeeren, Brombeeren)
Gemüse	Brokkoli, Spinat, Tomaten, Gurken, Zucchini, Karotten (roh), Paprika
Hülsenfrüchte	Linsen, Kichererbsen, Kidneybohnen, schwarze Bohnen
Vollkornprodukte	Vollkornbrot, Haferkleie, Quinoa, Vollkornnudeln
Milchprodukte	Naturjoghurt, Kefir, fettarme Milch
Nüsse/Samen	Mandeln, Walnüsse, Chiasamen, Leinsamen
Getreidealternativen	Gerste, Bulgur, Hirse
Fette und Öle	Avocado, Olivenöl, Kokosöl
Getränke	Kräutertees, schwarzer Kaffee (ungesüßt), Wasser

Mit welchen Substanzen kann man als Autoimmunpatient also etwas gegen die fürchterliche Zerstörungsgewalt der fehlgeleiteten Körperabwehr tun?

Vitamin D_3

Eine herausragende Stellung nimmt hier das Vitamin D_3 ein. Während man früher dachte, dass dieses Vitamin hauptsächlich für die Knochenfestigkeit sorgt, weiß man heute, dass es im Körper an sehr viel mehr Prozessen beteiligt ist, und dass insbesondere Entzündungsvorgänge durch eine ausreichende Vitamin-D_3-Versorgung effektiv gedämpft werden können[14].

Im Kapitel »Das gesunde Immunsystem« (Seite 10) haben wir gesehen, dass es im Rahmen des erworbenen (spezifischen) Immunsystems unter den T-Lymphozyten sogenannte TH1- und TH2-Zellen gibt, die als Helferzellen an der Immunabwehr, aber auch an Entzündungsgeschehen beteiligt sind. Beide müssen im Gleichgewicht sein, denn bei überwiegender TH2-Aktivität kommt es vermehrt zu Allergien und chronifizierten Viruserkrankungen, bei mehr TH1-Aktivitäten vermehrt zu Autoimmunkrankheiten. Durch bestimmte Bedingungen wie beispielsweise Stress, Schwermetallbelastung, Glutathionmangel oder eben auch durch einen Mangel an Vitamin D_3 kann das Gleichgewicht allerdings gestört werden.

Wie können wir also ein Übergewicht von TH1-Zellen im Körper bremsen und regulieren, um die Aktivität einer Autoimmunkrankheit zu mildern? Sie ahnen es: Eine gute Möglichkeit ist die Zufuhr von Vitamin D_3! Bei Forschungen an der Universität Erlangen hat man festgestellt, dass Vitamin D_3 entzündungsfördernde Immunantworten hin zu entzündungshemmenden verschiebt, indem es ein bestimmtes Protein, das »Blimp-1«, in den Lymphozyten hochreguliert.[15]

Jetzt stellt sich die Frage: Was sind ausreichend hohe Vitamin-D_3-Spiegel? Hierzu bestimmt man den Vitamin-D_3-Spiegel (das 25-Hydroxyvitamin-D) im Blut:

- Wenn der Wert unter 10 ng/ml liegt, besteht ein sehr schwerer Mangel, der schnellstmöglich beseitigt werden sollte!
- Bei einem Wert zwischen 10 und 30 besteht auch noch ein absoluter Mangel, der ausgeglichen werden muss;
- Werte zwischen 40 und 60 ng/ml gelten als gut, in vielen Studien werden aber, insbesondere wenn es um chronische Entzündungen oder um Krebs geht, D_3-Werte von ca. 90 ng/ml empfohlen;
- Der toxische Bereich, der nur durch langfristige Überdosierung einer Vitamin-D_3- Supplementation erreicht werden kann, liegt bei > 150 ng/ml.

Es lohnt sich auf jeden Fall, auf einen hohen Vitamin-D_3-Spiegel im Organismus zu achten, denn nicht nur die Entzündungsaktivität wird dadurch positiv beeinflusst, sondern sehr viele weitere Vorgänge im gesamten Körper!

Als Quelle für D_3 haben wir verschiedene Möglichkeiten:

- das Sonnenlicht
- die Ernährung
- Nahrungsergänzung

Mithilfe des Sonnenlichts können wir unser D_3 selbst herstellen: In der Haut wird durch den Einfluss des UV-B-Lichts in den Sonnenstrahlen aus der im Körper gebildeten Vorstufe Provitamin-D_3 dann Vitamin D_3 gebildet.

Man müsste allerdings für eine ausreichende D_3-Bildung täglich mindestens ca. ½ Stunde in der Sonne mit entblößten Armen, Dekolleté und Gesicht verbringen. Die meisten Menschen halten sich jedoch vorwiegend in Innenräumen wie Büros, Werkshallen usw. auf, bewegen sich kaum noch zu Fuß fort und verbringen insgesamt weniger Zeit im Freien. Mal ganz abgesehen davon, dass in den europäischen Ländern keineswegs jeden Tag die Sonne scheint …

Um Hautkrebs zu vermeiden, benutzt man beim Sonnenbad absolut zu Recht eine Sonnenschutzcreme oder -milch. Sonnenschutzmittel blocken aber genau die wichtige UV-B-Strahlung ab: Bei einem Sonnenschutzfaktor von 10 werden bereits über 90 % der UV-B-Einstrahlung absorbiert und können nicht mehr zur Vitaminbildung beitragen. Die Selbstsynthese des Vitamins in der Haut anzukurbeln, gestaltet sich daher eher schwierig.

Die zweite Möglichkeit, den Vitamin-D_3-Spiegel im Körper zu erhöhen, ist die Zufuhr von Nahrungsmitteln, die reich an Vitamin D_3 sind. Die Tabelle rechts gibt dazu einen guten Überblick.

Um den Mindestbedarf an Vitamin D_3 bei einem gesunden erwachsenen Menschen über die Nahrung zu decken, müsste man täglich zum Beispiel 150–200 g Thunfisch essen, von Kalbsleber die fünffache Menge.

Mittlerweile gibt es viele Studien, die belegen, dass in Deutschland über das ganze Jahr gesehen nur ca. 15–20 % (!) der Bevölkerung einen für die Krankheitsvorbeugung ausreichend hohen Vitamin-D_3-Spiegel aufweist.[16]

Mit Sonnenlicht und Ernährung allein ist es also fast nicht möglich, einen ausreichend hohen D_3-Wert im Organismus zu erreichen. Dies kann mit der nötigen Zuverlässigkeit nur über Nahrungsergänzungsmittel erzielt werden.

Bei fehlenden Kontraindikationen wie zum Beispiel einem zu hohen Kalzium-

Gehalt an Vitamin D_3 in Nahrungsmitteln

Nahrungsmittel	Vitamin-D_3-Gehalt (µg/100 g)
100 g Lachs	16,0
100 g Thunfisch	5,0
1 mittleres Hühnerei	1,0
100 g Kalbsleber	1,0
30 g Hartkäse	0,33
10 g Butter	0,1

Achtung

Die Werte in der Tabelle oben sind in ng/ml angegeben. Wenn in Ihrem Laborbericht der D_3-Wert in einer anderen Einheit genannt wird, hier die Umrechnung:
ng/ml = µg/l = 2,5 nmol/l.
Wenn also in Ihrem Laborbefund beispielsweise ein D_3-Wert von 30 nmol/l angegeben wird, rechnen Sie ihn bitte in ng/ml um, indem sie den Wert durch 2,5 teilen. Sie haben dann einen D_3-Wert von 12 ng/ml. In diesem Falle müßten Sie sehr dringend mit zunächst einer hohen Dosis Vitamin D_3 + Vitamin K_2 als Nahrungsergänzung beginnen und den Wert nach 8 Wochen kontrollieren lassen!
Ist der Wert in µg/l angegeben, brauchen Sie nicht zu rechnen, er entspricht dann zahlenmäßig dem Wert in ng/ml

spiegel im Blut, Nierensteinen, Hyperparathyreoidismus oder Sarkoidose ist die Einnahme von Vitamin D_3 gefahrlos.

Es ist sinnvoller, Vitamin D_3 täglich einzunehmen statt nur einmal wöchentlich, weil das Vitamin im Körper so gut wie nicht gespeichert werden kann. Durch die tägliche Einnahme entstehen gleichmäßigere Blutspiegel, was nicht unwichtig zu sein scheint für das Wirkprinzip des D_3.

Da sowohl die Resorption als auch die Wirkung des Vitamin D_3 durch Vitamin K_2 optimiert werden, ist es empfehlenswert, ein Kombiprodukt aus Vitamin D_3 + K_2 zu wählen. K_2 verhindert beispielsweise, dass das Kalzium, das durch Vitamin D_3 vermehrt aus dem Darm ins Blut gelangt, sich an den Gefäßwänden ablagert; es beugt auf diese Weise einer Verkalkung der Adern vor.

Bei der Einnahme von Vitamin D_3 sollten Sie auch auf den Magnesiumspiegel in Ihrem Blut achten, der optimalerweise im oberen Normalbereich um ca. 0,9 mmol/l liegt. Magnesium ist wichtig für die Proteine, die Vitamin D_3 in seine aktive Form umwandeln und für dessen Transport im Blut sorgen.

Die Aufnahme von D_3 über den Magen-Darm-Trakt ist von Mensch zu Mensch sehr unterschiedlich, lassen Sie daher unbedingt etwa 2 Monate nach Beginn der D_3-Einnahme das 25-Hydroxy-D_3 im Blut kontrollieren. Der Wert sollte dann bereits in dem guten Bereich der oben angegebenen Werte liegen; falls nicht, reduzieren oder erhöhen Sie entsprechend die Einnahme.

Auch das Kalzium im Blut sollte bei regelmäßiger Vitamin-D_3-Einnahme ab und zu kontrolliert werden, weil Vitamin D_3 die Aufnahme von Kalzium aus dem Darm erhöht.

Patienten mit Nierenschwäche sollten vorsichtig mit der Dosierung sein und besser vorher mit ihrem Hausarzt oder Nephrologen sprechen; für Nierenkranke gibt es spezielle Arten dieses Vitamins.

Glutathion

Das für eine Entzündungshemmung erforderliche Gleichgewicht von TH1 und TH2 lässt sich auch mit Glutathion, einem körpereigenen Antioxidans, unterstützen.

Außerdem hilft Glutathion einerseits durch Reduktion bei der Beseitigung von freien Radikalen, die beispielsweise während Entzündungsreaktionen, aber auch bei der normalen Energieproduktion in jeder Zelle entstehen, andererseits aber auch durch antioxidative Wirkungen.

Glutathion stellt der Körper in der Leber selbst her. Diese Glutathionbildung kann man durch die Einnahme von NAC (N-Acetylcystein) fördern, einem Mittel, das viele als Schleimlöser kennen, das aber deutlich mehr kann. Das im NAC enthaltene Cystein ist eine Aminosäure, die die Leber zur Glutathionsynthese benötigt, sie kommt aber in der Nahrung oft nicht in ausreichenden Mengen vor. Man nimmt 200–600 mg NAC täglich ein. Wenn man die Leber entlasten will, kann man aber auch 200–500 mg reduziertes Glutathion in Kapselform zu sich nehmen, dann muss die Leber das Glutathion nicht selbst synthetisieren.

Vitamin C

Sehr gut antientzündlich wirkt Vitamin C! Es moduliert das Gleichgewicht von TH1 zu TH2 bei Immunreaktionen und schützt in hohem Maße vor überschießenden Entzündungen, indem es die Entzündungsmediatoren IL-1 (Interleukin-1) und TNF-α (Tumornekrosefaktor-Alpha) hemmt.[17]

Darüber hinaus ist Vitamin C neben Vitamin E eines der wichtigsten Antioxidantien, die die im täglichen Stoffwechsel und ganz besonders bei Entzündungsvorgängen ständig in hoher Zahl anfallenden freien Radikale neutralisieren müssen. Andernfalls würde der durch diese freien Radikale entstehende oxidative Stress entzündliche Gewebeschäden potenzieren.

Und noch eine wichtige Aufgabe hat Vitamin C: Auch für die Regeneration der beiden entzündungshemmenden Akteure Glutathion und Vitamin E ist es unentbehrlich. Vitamin E wird durch das Abfangen von im Stoffwechsel anfallenden reaktiven Sauerstoffradikalen selbst oxidiert und dadurch unbrauchbar – durch Vitamin C wird es in seine brauchbare Form regeneriert. Deshalb braucht man Vitamin E nicht extra zuzuführen, denn erstens wird dieses Vitamin durch Vitamin C immer wieder recyclet und zweitens ist es in vielen, vielen Nahrungsmitteln enthalten. Durch beide Effekte zusammen kommt es eigentlich nie, auch nicht bei sehr einseitiger Ernährung, zu einem Vitamin-E-Mangel.

Für Vitamin C sieht das ganz anders aus: Es wird oft nicht ausreichend mit der Nahrung zugeführt und kann auch nicht gespeichert werden, sodass die sehr hohen Vitamin-C-Spiegel im Blut, die ein Patient mit chronischen Entzündungen benötigt, nur bei sehr bewusster Ernährung erreicht werden.

Nehmen Sie also so viel Vitamin-C-haltige Nahrung zu sich, wie möglich, wenn Sie an chronischen Entzündungen leiden. Dadurch nutzen Sie eine leckere und kostengünstige Möglichkeit, um etwas gegen die chronisch schwelenden Zerstörungen im Körper zu tun, und brauchen keine Nahrungsergänzungsmittel!

Vitamin C ist in besonders hohem Maße enthalten in:

- Obst, v. a. in Zitrusfrüchten (Orangen, Zitronen, usw.), Kiwi, schwarzen Johannisbeeren, Acerola, Hagebutten, Sanddorn usw.
- Paprika
- Brokkoli
- Sauerkraut
- Kräuter, v. a. in Brennnesseln (!), Petersilie, Bärlauch

Weil der menschliche Organismus Vitamin C weder selbst herstellen noch speichern kann, besteht keine Gefahr der Überdosierung. Sie können tatsächlich nicht zu viel vom Vitamin C zu sich nehmen, eigentlich immer nur zu wenig.

Bei starken Entzündungsschüben einer Autoimmunerkrankung kann man versuchen, mit einer sehr hochdosierten intravenösen Zufuhr von Vitamin C entgegenzuwirken. Eine solche Hochdosisinfusion erfordert wegen der fehlenden Vitamin-C-Speicher im Körper ein besonderes Vorgehen, um die betroffenen Organe/Gewebe ausreichend lange mit ausreichend hohen Wirkspiegeln zu versorgen: Insgesamt werden zwei Infusionen verabreicht, wobei die erste sehr schnell über eine Vene infundiert wird, um rasch einen hohen Wirkspiegel zu erreichen. Die zweite lässt man sehr langsam über mindestens 2 Stunden in die Vene tropfen.

Das Vitamin C muss eine gewisse Zeitspanne im Körper des Erkrankten in einer sehr hohen Dosis vorliegen, um einen maximal positiven Effekt zu erzielen. Man wiederholt dies dreimal wöchentlich über zwei bis drei Wochen. Für diese Therapie gibt es nur wenige Einschränkungen. Vorsichtig sein müssen Nierenkranke, besonders, wenn Nierensteine bekannt sind, ebenso Patienten mit einem Glukose-6-Phosphat-Dehydrogenasemangel, einer Hämosiderose oder Hämochromatose. Vorsichtig dosieren sollte man auch bei Einnahme von Blutverdünnern, denn es könnte eine Blutungsneigung verstärkt werden. Ansonsten ist diese Therapie sehr gut verträglich, vor allem, wenn während ihrer Dauer viel getrunken wird für eine gute Durchspülung der Nieren.

Vitamin C – nicht nur für Matrosen überlebenswichtig

An der Entdeckungsgeschichte des Vitamin C kann man erkennen, wie überaus lebensnotwendig eine ausreichende Vitamin-C-Versorgung ist! Vitamin C hat man in der Seefahrt entdeckt. Weil die Matrosen tage-, wochen- und monatelang auf hoher See waren, litten sie nach einer Weile alle an einem Vitamin-C-Defizit. Man konnte schließlich unmöglich genug frisches Obst und Gemüse für eine monatelange Seereise mit an Bord nehmen. Dieser Umstand führte im Mittelalter auf jeder einzelnen längeren Entdeckungsfahrt zu unvorstellbar vielen Todesfällen. Beispielsweise starben, als Vasco da Gama 1498 den Seeweg nach Indien entdeckte, während dieser Entdeckungsfahrt ganze zwei Drittel seiner Matrosen (von 160 starben 100!) an Vitamin-C-Mangel, dem Skorbut. Ganz genauso erging es den Mannschaften aller damaliger Schiffe, die eine etwas weitere Reise unternahmen, bis der französische Seefahrer Jaques Cartier mit seiner todkranken Mannschaft 1535 während einer Erkundungsreise in Montreal landete. Dort erfuhr er von einem alten Rezept der indigenen Bevölkerung gegen die Symptome dieser Erkrankung mit bis dahin noch unbekannter Ursache: einem Sud aus Tannen- und Kiefernadeln. In sein Logbuch schrieb er, er habe in seiner Verzweiflung diese Art der Therapie versucht – und dieser Sud habe allen seinen Leuten das Leben gerettet! Damit war klar, dass die geheimnisvolle Erkrankung, die man bisher den bösen Seegeistern zuschrieb, schlicht und ergreifend mit der zu einseitigen Ernährung an Bord zusammenhing; aber trotzdem (von Vitaminen wusste man ja noch lange Zeit nichts) vergingen noch über 200 Jahre, bis die Erkenntnisse aus verschiedensten Versuchen und Irrtümern dazu führten, dass James Cook als Kapitän seinen Matrosen Sauerkraut und Zitrusfrüchte gab – und fortan keinen einzigen Mann mehr an der seltsamen tödlichen Erkrankung verlor!

Vitamin A

Als ein weiterer wichtiger Faktor bei der Regulierung von Autoimmunerkrankungen fungiert das essenzielle Vitamin A. Es ist in dieser Hinsicht ein Multitalent! Neben vielen anderen positiven Eigenschaften (unterstützt eine gute Sehfähigkeit, trägt zum normalen Eisenspiegel bei, sorgt für gesunde Haut und Schleimhäute) bewirkt es eine entzündungshemmende Immunmodulation. Vitamin A beeinflusst sowohl das angeborene als auch das erworbene, adaptive Immunsystem und sorgt auch gleichzeitig für die normale Entwicklung und Differenzierung von deren Immunzellen, indem es die Bildung und Reifung von B-Zellen, T-Zellen, natürlichen Killerzellen und dendritischen Zellen fördert. Es unterstützt ebenfalls die Reifung der regulatorischen T-Zellen, die für die Begrenzung von Entzündungsgeschehen zuständig sind. Das ist vor allem für die rheumatischen Erkrankungen wichtig, mit denen wir uns in diesem Buch beschäftigen. Darüber hinaus wirkt Vitamin A bei der Bildung des Schleimes auf den Schleimhäuten mit, einer wichtigen Barriere gegen pathologische Eindringlinge wie Bakterien, Viren oder Pilzen, die durch Infektionen zum Hochfahren von Immunreaktionen führen, die ihrerseits wiederum das Rheumageschehen negativ beeinflussen.

Ganz wesentlich gegen Rheuma und andere Autoimmunerkrankungen ist die durch Vitamin A bewirkte Regulation der Zytokine, die als Signalmoleküle im Entzündungsgeschehen fungieren: Vitamin A fördert die Produktion der entzündungshemmenden Zytokine, wie zum Beispiel IL-10, und bremst die Produktion der entzündungsfördernden Zytokine, wie zum Beispiel IL-6 und TNF-α. Dadurch beruhigt sich die Entzündungsbereitschaft im Körper deutlich.

Der Vitamin-A-Gehalt einzelner Lebensmittel

Portion von 100 g	Vitamin-A-Gehalt
Kalbsleber	23,9 mg
Süßkartoffeln (über Beta-Carotin)	14 mg
Kürbis	5,7 mg
Karotten	1,6 mg
Eigelb	1,1 mg
Aal, geräuchert	0,9 mg
Grünkohl	0,8 mg
Spinat	0,79 mg
Honigmelone	0,77 mg

Darüber hinaus bekämpft Vitamin A als Antioxidans oxidativen Stress und begrenzt damit entstehende Schäden im Gewebe.

Vitamin A kann man über die Ernährung zuführen, indem man besonders viel und oft Lebensmittel der nebenstehenden Tabelle isst.

Vitamin A reagiert empfindlich auf Licht und Wärme, daher sollten die Lebensmittel dunkel und kühl gelagert werden.

Für etliche Autoimmunerkrankungen liegen wissenschaftliche Studien vor, die den Nutzen von Vitamin A belegen: So konnte man beispielsweise bei Diabetes mellitus Typ I feststellen, dass Vitamin A die Entzündung und Zerstörung der Inselzellen des Pankreas und damit das Fortschreiten dieser Erkrankung hemmt.[18]

Ebenso gibt es positive Studien bezüglich Vitamin A für Multiple Sklerose und systemischen Lupus erythematodes. Lesen Sie mehr dazu in den speziellen Abschnitten zu diesen Krankheiten am Ende dieses Kapitels (Seite 127).

Vitamin B_{12}

Vitamin B_{12} ist wichtig bei allen Autoimmunprozessen, die sich an neurologischen Geweben manifestieren, also zum Beispiel bei Multipler Sklerose, Guillain-Barré-Syndrom usw.! Denn dieses Vitamin wirkt beim Neuaufbau von Nervenhüllen mit und kann daher den Wiederaufbau von zerstörten Nervenstrukturen befördern. Sie sollten Vitamin B_{12} nicht als Einzelvitamin einnehmen, sondern immer zumindest mit Folsäure und B_6 zusammen, da diese beim Wiederaufbau mithelfen und bei vermehrter Aktivität von B_{12} andernfalls in einen Mangelzustand geraten.

Curcumin

Auch Curcumin gehört zu den stärksten natürlichen Entzündungshemmern, es handelt sich hierbei um ein Polyphenol in der Kurkuma-Wurzel, das starke antioxidative und entzündungsblockierende Wirkungen hat. Curcumin wird in der Traditionellen Chinesischen und auch in der Ayurvedischen Medizin seit Jahrhunderten zur Behandlung entsprechender Krankheiten eingesetzt.

Kurkuma kann üppig zum Würzen von Gerichten verwendet werden, möglichst zusammen mit guten Ölen, da dadurch die Resorption aus dem Darm gefördert wird. Außerdem sollte Kurkuma immer mit schwarzem Pfeffer gegessen werden, auch das fördert die Aufnahme aus dem Darm in den Körper. Die Curcumin-Einnahme ist auch in Kapselform möglich: Eine gute Dosierung wäre hierbei 3 mg Curcumin pro kg Körpergewicht pro Tag.

Quercetin und Ubiquinon (Q10)

Die beiden Antioxidantien Quercetin und Ubiquinon (Q10) entfalten ebenfalls sehr gute antientzündliche Wirkungen. Für die Multiple Sklerose hat man dies sogar in Studien nachgewiesen. Quercetin hat noch einen zusätzlichen Nutzen: Es unterstützt die Aufnahme von Zink in die Zellen. Das ist von Bedeutung, denn Zink hilft ebenfalls gegen Autoimmunkrankheiten.

Q10 ist vor allem in fettem Fisch (Hering, Aal, Lachs usw.), Innereien (Leber), Hülsenfrüchten und Nüssen enthalten. Als Nahrungsergänzung empfiehlt sich die Einnahme von Q10 fluid (besonders gute Resorption) oder Kapseln: 300 mg/Tag.

Quercetin kommt in größeren Mengen v.a. in Kapern, Liebstöckel, Zwiebeln, Äpfeln, Brokkoli vor. Auch hier ist die Einnahme von Nahrungsergänzungsmitteln möglich: Für eine gute antientzündliche Wirkung sollten Sie 2-mal 500–1000 mg Quercetin pro Tag einnehmen.

Zink

Zu den Spurenelementen, die eine Autoimmunerkrankung positiv beeinflussen, zählt auch Zink: Es hilft nicht nur gegen Entzündungen, indem es antioxidativ und antiinflammatorisch wirkt, sondern es stimuliert ebenfalls die antiviralen Abwehrmechanismen im Körper, weil es für die Arbeit der hierbei tätigen Enzyme unabdingbar nötig ist Es wirkt sogar direkt antiviral!

Warum ist eine antivirale Wirkung bei Autoimmunkrankheiten gut? Bei vielen Krankheiten aus diesem Spektrum liegt die Ursache in einer Infektion mit Viren, die im Anschluss bei genetischer Prädisposition des Patienten zu einer Kreuzreaktion mit körpereigenen Zellen führen, wie Sie bereits aus dem Kapitel »Wie entsteht eine Autoimmunerkrankung?« (Seite 31) wissen. Bei jeder erneuten Infektion mit diesen auslösenden Viren, werden die Antikörper gegen diese Viren, die gleichzeitig auch die eigenen Körperzellen angreifen, stark vermehrt, sodass es zu einer Verschlechterung der Autoimmunerkrankung kommt. Daher ist es nötig, solche Infektionen zu vermeiden. Wenigstens in Zeiten mit erhöhter Infektionsgefahr sollte man deshalb Zink zu sich nehmen.

Zink ist vor allem in Huhn, Seefisch und Meeresfrüchten, aber auch in Weizenkleie, Pinien-, Kürbis- und Wassermelonenkernen enthalten. Um auf eine sicher ausreichende Zufuhr zu kommen, kann man ca. 25–50 mg Zink pro Tag in Form von Tabletten einnehmen. Zink wird im Handel sehr oft als Kombi-Präparat zusammen mit Vitamin C angeboten, da es die Aufnahme von Zink fördern kann. Bei Dosen ab 1 g pro Tag sollte Vitamin C zeitversetzt eingenommen werden, eben so wie Eisen oder Kalzium, da sich die Stoffe in der Aufnahme sonst gegenseitig behindern. Bestimmte Antibiotika können ebenfalls durch eine zeitgleiche Einnahme von Zink in ihrer Wirkung beeinträchtigt werden. Wenn Sie es besonders gut machen wollen, dann nehmen Sie Quercetin zusätzlich ein – es unterstützt die Aufnahme von Zink in die Zellen.[19]

Selen

Eine Reduktion von Entzündungsaktivitäten an Geweben, die von Autoimmunprozessen angegriffen werden, erreicht man, wenn man ausreichend Selen aufnimmt.

Die positiven Wirkungen dieses Spurenelements beginnen beim Schutz vor oxidativem Stress der Zellen, es übernimmt außerdem bestimmte Entgiftungsfunktionen zum Schutz der Gewebe; und darüber hinaus ist Selen auch an Vorgängen beteiligt, die Entzündungskaskaden unterbrechen. Es ist außerdem wichtig für viele Enzyme im Körper, bindet dazu noch Schwermetalle und scheidet sie in einem Komplex aus.

Des Weiteren bietet Selen Hilfe beim Schutz gegenüber Krankheitserregern, wobei es besonders bei der Abwehr von Viren mitwirkt. Lesen Sie bitte beim vorherigen Punkt »Zink« nach, warum das bei Autoimmunkrankheiten wichtig ist.

Da Selen abgesehen von seinen Schutzfunktionen bezüglich Autoimmunerkrankungen auch noch für viele Stoffwechselvorgänge im Körper unabdingbar nötig ist, lohnt es sich wirklich, das Spurenelement für sich und seine Gesundheit im Auge zu behalten!

Selen ist v.a. in den Ähren des Getreides enthalten. Leider bekommt man allerdings über die Ernährung nicht genug Selen zugeführt: Europa zählt zu den Selenmangelgebieten, denn die Ackerböden in Europa sind extrem selenarm. Deswegen leiden europaweit fast alle Einwohner unter einem manifesten Selenmangel.

Ganz besonders für Patienten des autoimmunen Formenkreises ist daher eine ergänzende Zufuhr dieses Spurenelementes anzuraten. Selen ist in höheren Mengen in Paranüssen enthalten: Wer sie mag, kann seinen Selenstatus durch den Verzehr von ca. 5–6 Paranüssen pro Tag ergänzen. Oder man nimmt Selen als Nahrungsergänzung (zum Beispiel 100–200 µg Natriumselenit täglich) zu sich.

Bitte beachten Sie, dass Selen in der Form von Natriumselenit Komplexe mit Vitamin C bildet, die der Körper nicht verwerten kann. Daher bitte Natriumselenit mit zeitlichem Abstand zu Vitamin C einnehmen oder auf Selenmethionin ausweichen.

Omega-3-Fettsäuren

Im Abschnitt über die antientzündliche Ernährung wurde bereits das Omega-3 als Gegenspieler zur stark entzündungsfördernden Arachidonsäure und anderen Omega-6-Fettsäuren vorgestellt. Im Falle von stark entzündlichen Schüben kann man Omega-3-Fettsäuren auch als Nahrungsergänzung hochdosiert zuführen, es gibt sie in Form von Ölen oder auch Kapseln.

Aber Vorsicht: Es gibt gerade bei den Omega-3-Fettsäuren sehr unterschiedliche Klassen. Für Sie als Autoimmunpatient geht es in erster Linie um die Entzündungshemmung – wie im Kapitel über entzündungshemmende Ernährung bereits erwähnt, ist in diesem Falle ein Omega-3-Öl mit einem sehr hohen Anteil von Eicosapentaensäure (EPA) und Docosahexaensäure (DHA) ratsam. Achten Sie bitte auf hochwertige Produkte, die frei von Schwermetallen sind. Gute Algenöle sind vegan und bieten ein ausgewogenes EPA-/DHA-Verhältnis. Es gibt Produkte, bei denen das Öl in Kapseln abgefüllt ist, oder auch solche in Flaschen; der EPA-/DHA-Gehalt sollte angegeben sein. Dosieren Sie so, dass Sie mindestens 1000 mg EPA/DHA einmal am Tag mit einer fetten Mahlzeit zu sich nehmen. Um die Entzündungsaktivität möglichst schnell zu reduzieren, verdoppeln Sie die Dosis in den ersten acht Wochen der Einnahme (2000 mg/Tag). Danach lassen Sie Ihren Omega-3-Index kontrollieren: Er soll bei Autoimmunpatienten einen Wert von ca. 11 (aber nicht über 14) erreichen.

Übersicht über empfohlen Vitamine und Mikronährstoffe

Zur besseren Orientierung werden hier noch einmal die bereits genannten entzündungshemmenden Nahrungsergänzungen aufgelistet, die insbesondere für Patienten mit Autoimmunerkrankungen von Bedeutung und zu empfehlen sind:

- Vitamin D_3 und K_2
- Glutathion
- Vitamin C
- Vitamin A
- Vitamin B_{12}
- Curcumin
- Quercetin und Ubiquinon (Q10)
- Zink
- Selen
- Omega-3

Phytomedizin: die Kraft der Pflanzen nutzen

Bitte unterschätzen Sie nicht die Heilkraft der Pflanzen! Wie wirkungsvoll Pflanzenbestandteile oder -extrakte in das Geschehen des Körpers eingreifen, erkennt man leicht daran, dass etwa aus Eiben Krebsmedikamente oder aus Pilzen Penicillin hergestellt werden. Sie können sich aber auch zu Hause die Kraft vieler Pflanzen positiv zunutze machen! Aus der Forschung kennt man dafür hervorragende Ansätze.

Autoimmunpatienten interessieren sich natürlich besonders für jene Pflanzen und deren Extrakte, die gegen Entzündungsvorgänge helfen.

Diesbezüglich können Teufelskralle-Präparate und Brennnesselextrakte teilweise sehr gute Wirkungen entfalten, indem sie die Entstehung verschiedener Zytokine (TNF-α, IFN-γ) reduzieren. Diese Zytokine werden von bestimmten Abwehrzellen des Immunsystems gebildet und sind unter anderem für die Auslösung und Schwere von Entzündungsaktivitäten zuständig.

Weihrauch bewirkt ebenfalls eine starke Entzündungshemmung, nicht so sehr durch die den bekannten Duft bewirkenden ätherischen Öle, sondern v. a. durch die im Weihrauch, besonders in Boswellia serrata, enthaltenen Harzsäuren aus der Rinde des Weihrauchbaumes. Diese Boswellia-Säuren entfalten eine entzündungshemmende und schmerzlindernde Wirkung. In der Traditionellen Chinesischen Medizin wird Weihrauch bereits seit Tausenden von Jahren für entsprechende Indikationen angewandt.

In verschiedenen modernen Studien konnte die Wirkung dieser Harzsäuren bereits belegt werden. An der Universität Jena und der Louisiana State University haben Forscher jetzt noch einen zusätzlichen Mechanismus der entzündungshemmenden Wirkung des Weihrauchs gefunden: Er hindert ein am Entzündungsgeschehen maßgeblich beteiligtes

Enzym, das Enzym 5-Lipoxygenase, indem er sich daran bindet und dadurch dessen Struktur so verändert, dass seine Aktivität stark nachlässt. Weihrauch kann man in Kapseln in einer Dosierung von ca. 400 mg/Tag zu sich nehmen.

Teezubereitungen mit antientzündlicher Wirkung

Auch antientzündliche Teezubereitungen können Ihnen durchaus helfen. Es gibt einige Pflanzen und Kräuter, die sich dazu gut eignen.

Eine Entgiftung mittels Löwenzahntee (Blätter und Wurzeln) erweist sich oft als sehr hilfreich: 3-mal täglich eine Tasse davon trinken. Löwenzahn fördert stark die Ausscheidung von Giften und Säuren über die Leber und die Niere. Im Pfälzischen wird er daher »Bettsaicher« genannt, im Französischen »Pis-en-lit« (Bettnässer)! Trinken Sie diesen Tee also nicht zu spät abends und entleeren Sie vor dem Zu-Bett-Gehen die Blase noch einmal gründlich.

Weitere empfehlenswerte Teemischungen:

- Löwenzahnkraut und -wurzel, Wacholderbeeren, Sennesblätter, Faulbaumrinde und Kümmel zu gleichen Teilen vermischen und davon 1 bis 2 Esslöffel mit ½ Liter kochendem Wasser überbrühen, 10 bis 15 Minuten ziehen lassen, abseihen und über den Tag verteilt trinken.
- Brennnesselblätter, Bittersüßstengel, Sandseggenwurzeln, Sennesblätter, Fenchselsamen zu gleichen Teilen vermischen. Davon 1 bis 2 Esslöffel mit ½ Liter kochendem Wasser überbrühen, 10 bis 15 Minuten ziehen lassen, abseihen, und über den Tag verteilt trinken.

Nach sechs bis acht Wochen sollte man das Teerezept wechseln. In der Apotheke, sowohl vor Ort als auch online, gibt es übrigens auch fertige Teemischungen. Bevorzugen Sie dabei Ware aus geprüft biologischem Anbau.

Viele Pflanzen und Kräuter, wie Brennnessel, bieten wertvolle Unterstützung bei Autoimmunerkrankungen.

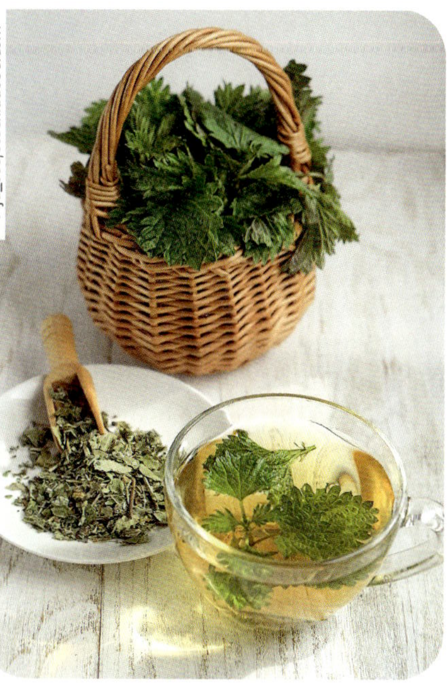

Optimierung der Mitochondrienfunktion

Jede einzelne Zelle im Körper stellt die von ihr benötigte Energie selbst her. Das geschieht in speziellen Zellorganellen, den Mitochondrien.

Bei vielen Krankheiten hat es sich bewährt, diese Mitochondrien als Ansatz für eine Therapie zu wählen: Indem man die Energiebildung in den Mitochondrien optimiert, stellt man den Zellen für ihre Arbeit nicht nur mehr Energie in Form von Adenosintriphosphat (ATP) zur Verfügung, sondern man kann durch Hinzufügen bestimmter Substanzen auch die Entgiftungsfunktionen in den Zellen und Geweben fördern – hierdurch findet eine deutliche Reduktion von bestehenden Entzündungsvorgängen statt.[20]

Zum besseren Verstehen betrachten wir das Ganze etwas genauer: Die Mitochondrien sind die Kraftwerke unserer Zellen, in denen sie ihre Energie in Form von ATP herstellen. Mittels ATP erfüllen die Zellen ihre verschiedenen Aufgaben im Dienst des Körpers, denn das ATP ist für die Zellen das, was das Benzin für das Auto ist. Wenn nicht genügend ATP produziert werden kann, dann hapert es auch bei der Erfüllung der Aufgaben, eine oder sogar viele, oft unterschiedliche Fehlfunktionen sind die Folge.[21]

Achtung

NADH ist wichtig für die ATP-Synthese und nicht identisch mit NADPH!

Also erscheint es sinnvoll, den Zellen all das in optimaler Menge zu geben, was sie benötigen, um in den Mitochondrien diese Energieeinheiten in ausreichender Menge herstellen zu können. Wenn man sich vorstellt, dass die nötige tägliche ATP-Produktion gewichtsmäßig der halben Körpermasse entspricht (ein Mensch mit 70 kg Körpergewicht stellt jeden Tag 35 kg ATP her!), dann wird verständlich, dass ein derartiger Therapieansatz einen Versuch wert ist.

Zusätzlich sollte man auch Folgendes bedenken: Bei der oben skizzierten ATP-Produktion entstehen hochgiftige Stoffwechselprodukte in den Zellen, so zum Beispiel freie Radikale, die sehr reaktionsfreudig unter anderem mit Zellmembranen oder auch Eiweißen und Enzymen interagieren, indem sie sie oxidieren und dadurch funktionsuntüchtig machen. Dadurch erweisen sie sich für viele Zellvorgänge als äußerst gefährlich.

Deshalb ergänzt man idealerweise zusätzlich das auch schon weiter oben beschriebene Glutathion, eines der hauptsächlichen Antioxidantien und Radikalfänger im Körper, das die freien Radikale unschädlich macht und außerdem das im Zellstoffwechsel entstehende Stickstoffmonoxid neutralisiert. Auf diese Weise ist es unverzichtbar für die oxidative Homöostase (Gleichgewicht) des Organismus, für die Entgiftung innerhalb der Zellen.

Glutathion dient also als ein Antioxidans, wird dabei selbst aber so verändert, dass es unbrauchbar wird. Es kann allerdings danach wieder regeneriert werden durch andere im Zellplasma vorhandene reduzierende Moleküle wie das Coenzym mit dem schönen Namen Nicotinamidadenindinukleotidphosphat, kurz NADPH, ebenso durch Vitamin C zusammen mit Vitamin E.

Eine gute Mitochondrientherapie könnte folgendermaßen aussehen:

- Zink 20 mg (0–0–1): als Kapseln oder als zinkhaltige Nahrungsmittel wie Linsen, Haferflocken, Paranüsse, Erdnüsse, Mais, Emmentaler Käse
- Vitamin-B-Komplex (1–0–1): als Kapseln oder mit der Nahrung, v. a. in Fisch, Champignons, Kürbiskernen, Haselnüssen, Brokkoli, Avocados
- Ubiquinon (Q10) (300 mg/Tag): flüssig, als Kapseln oder mit der Nahrung v. a. in fettem Fisch wie Hering, Aal, Lachs, Innereien wie Leber, Hülsenfrüchte, Nüsse
- NADH 20 mg (1–0–0): als Kapseln oder als Sublingualtabletten, da das meiste in der Nahrung vorkommende NADH in Fisch und Geflügel durch die Magensäure zerstört wird!
- Selen 200 µg (1–0–0): als Kapseln, da es wie schon erwähnt in der Nahrung in Europa nur sehr wenig enthalten ist

Achtung

Noch einmal zur Erinnerung: Vitamin C sollte nicht zeitgleich mit Natriumselenit eingenommen werden, da beide miteinander chemisch reagieren und dadurch das Selen weniger bioverfügbar wird.

- Vitamin C 1000 mg (0–1–0): als Retardkapseln oder mit der Nahrung, v. a. in Zitrusfrüchten, Koriander, Johannisbeeren, Paprika, Kiwis
- Zufuhr von vielen Omega-3-Fettsäuren als Flüssigkeit oder Kapseln, oder aber über die Nahrung:
  - viel fetter Fisch (Hering, Aal, Lachs)
  - fette vegane Kost (Avocados, Oliven, Olivenöl, Nüsse [außer Erdnüsse])
- Glutathion reduziert 250 mg (2–0–2), dann langsam reduzieren auf 1–0–0: Glutathion kann man entweder in Kapselform zu sich nehmen oder indem man durch die Ernährung Substanzen zuführt, die die Eigensynthese von Glutathion im Körper fördern. Glutathion wird in der Leber aus drei unterschiedlichen Aminosäuren synthetisiert, wobei die Aminosäure Cystein oft in zu geringen Mengen in der Leber vorliegt und deshalb den limitierenden Faktor bei der Glutathionproduktion darstellt. Konsumieren Sie daher regelmäßig cysteinreiche Nahrungsmittel:
  - Lachs
  - Erbsen

- Sonnenblumenkerne
- Walnüsse

Es besteht außerdem die Möglichkeit, Cystein als Nahrungsergänzung einzunehmen.

- Ebenfalls sehr wichtig: wenig Süßigkeiten, kein Gluten, keine Konservierungsmittel!

Bitte führen Sie eine derartige Mitochondriale Therapie über mindestens drei bis sechs Monate durch, um dem Organismus genügend Zeit für Heilungs- und Reparaturvorgänge zu geben.

Die Mitochondrien sind die Kraftwerke unseres Körpers.

Um eine schnelle Wirkung zu erzielen, können Sie optimalerweise zunächst mit der Einnahme in Kapselform über mindestens drei Monate beginnen, danach reicht eventuell einfach auch die Zufuhr über die natürlichen Nahrungsmittel.

Entgiftung

Über das oben Geschilderte hinaus kann man noch mehr für die Entgiftung des Organismus tun, um Entzündungsgeschehen zu dämpfen. Über die Nahrung, durch die Atmung und auch über die Haut werden ständig Gifte aufgenommen, die gefährlich werden, wenn sie im Körper verbleiben.

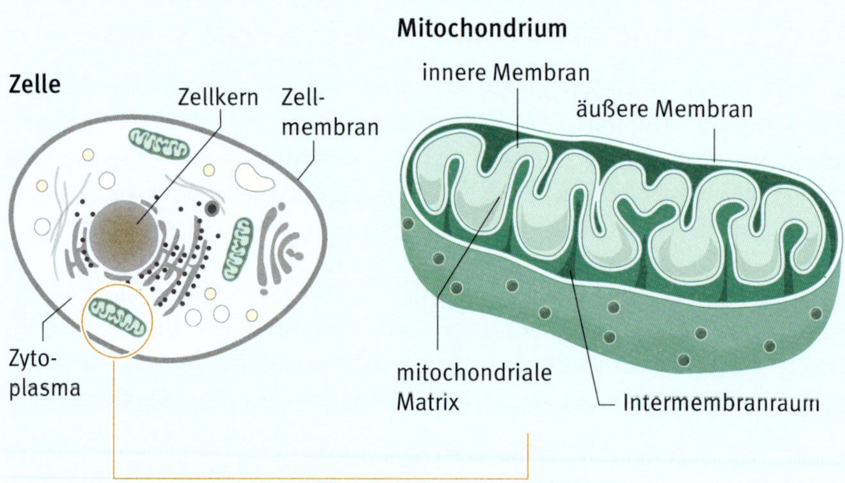

Nach Orfanos-Boeckel, H. Nährstoff-Therapie – Der Praxisleitfaden. Stuttgart: TRIAS; 2023

Schimmelpilze

Schimmelpilze – sowohl in der Nahrung als auch in der Umwelt, zum Beispiel an feuchten Wänden – können Abwehrmechanismen initiieren, die zu autoimmunen Kreuzreaktionen mit körpereigenen Zellen führen.

Daher der Rat, Lebensmittel, auch wenn nur eine kleine Stelle verschimmelt sein sollte, als Ganzes wegzuwerfen; die Schimmeltoxine durchdringen sehr schnell das gesamte Nahrungsmittel, auch wenn man davon noch nichts sieht – und diese Toxine sind das eigentlich Gefährliche, weit über die durch sie verursachte Entzündungsbereitschaft hinaus.

Ebenfalls sollte man darauf achten, dass sich keine Schimmelpilze im Haus ansiedeln. Oft geschieht dies im Badezimmer an feuchten Stellen, wie zum Beispiel in der Dusche beziehungsweise an deren Wänden; oder auch an minderbelüfteten Wänden beispielsweise im Schlafzimmer hinter den Betten. Kellerräume sind gleichfalls oft befallen.

Meist handelt es sich bei den Pilzen um Aspergillus niger, leicht an seiner schwarzen Färbung zu erkennen. Dessen Sporen atmet man ein, wodurch die Abwehrmaßnahmen des Organismus gestartet werden.

Umweltfaktoren

Weitere Umweltfaktoren sind Chemikalien wie Farben, Lacke, Kunst- und Klebstoffe, vor deren Aufnahme mit der Atmung man sich möglichst ebenfalls schützen sollte. Tragen Sie dehalb unbedingt geeignete Schutzmasken und Handschuhe beim Arbeiten mit solchen Chemikalien.

Schädliche Metalle

Von besonderer Bedeutung für Patienten mit Autoimmunerkrankungen sind offensichtlich toxische Schwermetalle, aber auch Leichtmetalle, wie beispielsweise Aluminium. Bedingt durch die Freisetzung dieser Metalle in unsere Umwelt, gelangen sie sowohl in die Nahrung der Tiere als auch in die Pflanzen, die anschließend vom Menschen verzehrt werden. Aber nicht nur über die Nahrung, auch über die Atmung oder zahnärztliche Versorgung mit Amalgamfüllungen, die viel Quecksilber enthalten, um zwei Beispiele anzuführen, gelangen solche Metalle in den Körper.

Bei Autoimmunprozessen findet man nach Dr. Klaus-Dietrich Runow, Gründer des Instituts für Functional Medicine & Umweltmedizin (IFU), folgende Toxine besonders häufig im Blut: allen voran Aluminium, aber auch Arsen, Blei und Quecksilber. Forscher haben nachgewiesen, dass Schwermetalle die Produktion von entzündungsfördernden Zytokinen anregen und dadurch Entzündungsvorgänge hervorrufen beziehungsweise steigern.[22]

Pesto zum Entgiften

Hier noch ein gutes Pesto-Rezept zum Entgiften: Petersilie, Korianderkraut und Kamillenblüten mit Pinienkernen, Knoblauch, Salz und Öl im Mörser zerreiben, bis eine homogene Masser entsteht. Mit Radicchio-Salat genießen!

Deshalb ist ganz besonders Autoimmunpatienten zu empfehlen, eine speziell gegen Schwermetalle gerichtete Entgiftungsbehandlung vorzunehmen, die mittels Chelatbildner die schädlichen Metalle packt und ausscheidet.

Hierzu sind unter anderem die natürlichen Chelate gut geeignet, mit denen man eine Entgiftung gefahrlos in Eigenregie durchführen kann:

- Pektine (in Früchten): binden Schwermetalle und scheiden sie aus.
- Chlorella- und Spirulina-Algen: Bio-Chlorella-Tabletten 250 mg (1–1–1) und -Bio-Spirulina-Tabletten (1–1–1) binden ebenfalls Gifte und bringen diese zur Ausscheidung.
- Korianderkraut: liefert Bioflavonoide, die die Membranen für eine Entgiftung zum Beispiel im Zentralnervensystem öffnen.
- Bärlauch enthält Thiole, sie binden Schwermetalle.
- Methylsulfonylmethan (MSM) liefert wichtige Methylgruppen und Schwefelverbindungen für den Thiolstoffwechsel, es wirkt folglich auch über die gebildeten Thiole. Größere Mengen an MSM erhalten Sie über Kaffee und den Verzehr von Zander, Rotbarsch, Kabeljau und Brokkoli. Es gibt MSM aber auch als Pulver oder Kapseln zum Einnehmen.
- Alpha-Liponsäure 600 mg Filmtablette (1–0–0): Sie ist der Chelator schlechthin für das Zentralnervensystem, weil sie im Gegensatz zu anderen Substanzen die Blut-Hirn-Schranke überwinden kann. Außerdem ist sie ein sehr gutes Antioxidans und fördert die Elimination von Giften über die Leber.

Noch schneller und gründlicher, aber für den Patienten auch viel teurer und nur vom Arzt durchführbar, sind Chelatbildner, die per Infusion in die Vene verabreicht werden.

Wer vorher genau wissen will, ob und wie sehr er oder sie mit Schwermetallen belastet ist, kann vor der Chelatierung einen Urintest auf Leicht- und Schwermetalle veranlassen, wegen der verlässlicheren Befunde möglichst nach vorheriger Schwermetallmobilisierung im Körper. Dazu berät Sie ein in der Naturheilkunde erfahrener Arzt.

Vor einer Chelatierung sollten Patienten, die noch Amalgamfüllungen in den Zähnen haben, diese entfernen lassen, weil man mit dem Speichel ständig Quecksilber daraus löst und aufnimmt.

Die Entfernung muss unter sogenanntem »Kofferdam-Schutz« sowie weiterer Schutzmaßnahmen erfolgen, weil sonst sehr viel Quecksilber über den Mundraum in den Körper gelangt. Bitte informieren Sie sich bei qualifizierten Zahnärzten für biologische Zahnmedizin.

Noch ein ergänzender Hinweis: Wenn bei Ihnen im Blut ein zu hoher Homocysteinspiegel gemessen wird, kann das einerseits an einem Mangel an den Vitaminen B_{12}, B_6 und Folsäure liegen, andererseits aber auch an einer Belastung mit Quecksilber, denn Quecksilber blockiert die Weiterverarbeitung von Homocystein, wodurch es zu einer Anreicherung dieser Substanz im Blut kommt.

Elektrosmog

Einige Forschungen lassen vermuten, dass auch Elektrosmog den Stoffwechsel zu Entzündungsaktivitäten hin verschiebt. Daher sollte eigentlich schon jeder Gesunde, aber ganz besonders ein Patient mit entzündlichen Erkrankungen wie zum Beispiel Autoimmunkrankheiten, versuchen, so viel Elektrosmog (elektromagnetische Wellen, WLAN, Bluetooth usw.) wie möglich zu vermeiden.

Das kann man zumindest für die Nacht recht einfach bewerkstelligen:

- kein Smartphone mit ins Schlafzimmer nehmen
- keine Funkwecker im Schlafzimmer
- keinen Fernseher im Schlafzimmer
- keinen Computer im Schlafzimmer

Sehr gut sind Freischalteinrichtungen für das gesamte Stromnetz im Schlafzimmer, die für einen geringen finanziellen Aufwand im Stromverteilerkasten installiert werden. Diese Freischalteinrichtungen lassen nur dann Strom ins Schlafzimmer fließen, wenn Sie durch irgendein Gerät oder eine Lampe Strom anfordern, ansonsten wird das gesamte Stromnetz dieses Zimmers abgeschaltet, sogar auch in den Leitungen der Wände. Denken Sie aber daran: Das Konzept wird zunichte gemacht, wenn Sie ein Gerät auf Stand-by stehen lassen, daher immer alle Geräte ausschalten, bevor Sie sich schlafen legen! Auf diese Weise haben Sie in der Nacht während des Schlafes schon einmal etliche Stunden ohne Elektrosmog.

Völlig neue Möglichkeiten gegen gefährdenden Elektrosmog eröffnen aktuelle Entdeckungen, mit denen es gelingt, die schädigenden Auswirkungen von elektromagnetischen Strahlungen zu einem Großteil zu neutralisieren. Hierzu gibt es erste wissenschaftliche Studien an den Universitäten Mainz und Göttingen mit signifikant positiven Ergebnissen, beispielsweise mit sogenannten »Frequenz-Karten«, die man am Körper trägt.[23] Da dieses Forschungsgebiet sehr neu ist, bleiben weitere Studien abzuwarten.

Ein gesunder Darm schützt vor Entzündungen

Ein völlig anderer Weg, die Entzündungsaktivität im Körper zu reduzieren, die sich bei Rheumaerkrankungen gegen die eigenen Körpersubstanzen richtet, führt über den Darm. Er sollte bei jeder Therapie unbedingt miteinbezogen werden.

Mikrobiom

Sie haben richtig gelesen: In der Darmwand gibt es ganz bestimmte Zellansammlungen, die nichts mit der eigentlichen Verdauungsfunktion zu tun haben, die Peyerschen Plaques. Diese bestehen aus Anhäufungen von Immunzellen, die sich auf pathologische, krank machende Bakterien, Viren, Würmer oder Ähnliches stürzen, sobald diese im Darm erscheinen, gleichzeitig aber auch immunologische Informationen in den restlichen Körper hinein entsenden, um den gesamten Organismus in Alarmbereitschaft zu versetzen.

Man hat nun allerdings festgestellt, dass diese wichtige Immunantwort nur unzureichend ausfällt, wenn im Mikrobiom, auch Darmflora genannt (das ist die Gesamtheit aller im Darm siedelnden Mikroorganismen), nicht genügend gesunde, dem Körper nützliche Darmbakterien vorhanden sind. Als Folge kann es dann zu einer fehlgeleiteten Immunantwort und infolgedessen zu gestörten Abwehrfunktionen bis hin zu Autoimmunerkrankungen wie Rheuma kommen.

Diese gute und nützliche Bakterienflora im Darm sorgt unter anderem dafür, dass sogenannte regulatorische T-Zellen ausgebildet werden, die den Angriff auf körpereigene Substanzen verhindern.[24]

Wie wir im Kapitel »Das gesunde Immunsystem« (Seite 24) gesehen haben, spielt das Mikrobiom nicht nur im Darm eine entscheidende Rolle für eine richtige oder fehlgeleitete Immunfunktion, sondern im gesamten Körper!

Es gibt einige aussagefähige Studien, die beispielsweise für die Multiple Sklerose den entzündungsberuhigenden Effekt der richtigen Darmflora auf die Herde im Gehirn belegen.[25]

Normalerweise bekommt ein Baby seine Portion Bakterien für den Darm während der Geburt mit. Die sich auf diese Weise bildende Darmflora des Kindes wird im Laufe des weiteren Lebens durch Ernährung und Umweltfaktoren verändert – teilweise zum Guten, teilweise zum Schlechten hin. So wird durch jede Therapie mit Antibiotika die Darmflora stark in Mitleidenschaft gezogen, denn ein Antibiotikum, das gegen krankheitserregende Bakterien wirkt, kann nicht zwischen schlechten Bakterien unterscheiden, die zum Beispiel Blasen- oder Lungenentzündungen verursachen, und guten Bakterien, die im Darm für eine gute Funktion sorgen. Das Antibiotikum tötet einfach alle Bakterien! Daher der dringende Appell: Antibiotika sollten nur dann genommen werden, wenn es unumgänglich ist, keineswegs versuchsweise oder vorsorglich (eine Ausnahme bilden die Erkrankungen im Kapitel »Antibiotische Therapie in Spezialfällen« (Seite 80)!). Nach jeder Therapie mit einem Antibiotikum sollte unbedingt auf den Wiederaufbau der Darmflora geachtet werden. Hierfür gibt es gute Mischungen von Bakterienkonzentraten, sogenannte Probiotika, in Kapseln oder Lösungen zum Einnehmen. Man bekommt sie in Reformhäusern, Apotheken oder auch online.

Aber nicht nur Antibiotika schädigen die Darmflora: Durch die vielen Zusatzstoffe und Konservierungsmittel in der Nahrung, die das Bakterienwachstum nicht nur in der Konserve hemmen, sondern nach dem Verzehr auch das der guten und gesunden, unbedingt nötigen Flora im Darm, wird das Milieu in unserem Darm so verändert, dass wir häufig nicht mehr die richtige Bakterienvielfalt im Darmlumen aufweisen. Daher ist auch bei einer solchen Ernährung ein Aufbau der Darmflora und anschließend das weitgehende Meiden von konservierten Lebensmitteln und solchen mit Zusatzstoffen ratsam – am besten sind ausschließlich frische, natürliche Lebensmittel.

Darmsanierung mit »guten« Bakterien
Nur wenn für eine gute Bakterienbesiedelung im Darm gesorgt wird, kann das Immunsystem fehlerfrei agieren und kommt nicht auf die dumme Idee, körpereigene Gewebe anzugreifen!

Beim Vorliegen einer Autoimmunkrankheit ist daher in jedem Falle dringend zu einer prophylaktischen Neubesiedlung des Darmes mit den optimalen Bakterien zu raten, eine solche kurmäßige Anwendung kann nur nützen, nicht schaden.

Achten Sie darauf, hierfür 2 Präparate mit unterschiedlichen Bakterienaufbereitungen zu wählen:

- eines mit mindestens 10 unterschiedlichen Lactobacillus- und Bifidobakterienstämmen für den Dünndarm (bei Multipler Sklerose sollte darauf geachtet werden, dass das Bakterium Lactobacillus casei enthalten ist. Es gibt aussagefähige Studien, dass gerade dieses Darmbakterium bei dieser Krankheit besonders positive Wirkungen entfaltet.)
- auch ein Produkt für den Dickdarm mit den für ihn so wichtigen Escherichia-Coli-Bakterienstämmen (zum Beispiel gibt es sehr positive Studien für den Nissle-Stamm)

Diese Darmsanierung führen Sie mindestens 4 Wochen, bei schwereren Erkrankungen bis zu 3 Monate durch. Optimalerweise wiederholen Sie sie ein- bis zweimal im Jahr.

Erhalten der optimalen Darmflora durch Ernährung
Zusätzlich zur Neubesiedelung des Darmes mit optimaler Darmflora muss da-

für Sorge getragen werden, dass die guten Darmbakterien sich an der Darmwand »festhalten« können: Zwei Esslöffel Essig oder ein kleines Glas Sauerkrautsaft täglich bewirken die Ansäuerung des Darminhaltes. Durch die Erzeugung eines sauren pH-Wertes wird der Schleim an der Darmwand klebrig-zäh und die Darmbakterien verankern sich darin (bei alkalischem pH-Wert verflüssigt sich die Schleimbarriere und viele der guten Bakterien können sich nicht mehr halten. Sie werden ausgeschieden und ausgespült).

Ähnlich wirkt auch eine faserreiche Kost: Sie regt die Produktion der Fettsäure Butyrat (Buttersäure) im Darm an, wodurch der pH-Wert niedriger und der Schleim gefestigt wird. Außerdem wirken die Butyrate entzündungshemmend. Darüber hinaus dienen die Abbauprodukte der Ballaststoffe einer faserreichen Kost den positiven Darmbakterien und auch den Zellen der Darmschleimhaut, die das Darmlumen zum Inneren des Körpers hin abdichten, als unverzichtbare Nahrungsquelle! Dadurch können sie ihre vielfältigen Aufgaben optimal erfüllen und vermehren sich auch besser, tragen also zum Erhalt der erwünschten Darmflora bei. Und noch etwas kann das Butyrat: Es wird vom Darm aus in den Blutkreislauf aufgenommen und gelangt über die Blut-Hirn-Schranke ins Gehirn. Dort hat sie sehr positive Wirkungen auf den Hirnstoffwechsel. Beispielsweise bremst sie entzündliche Prozesse, die die Hirnzellen angreifen, und kann sogar über die Beeinflussung der Funktionen der Mikrogliazellen zum Abbau von Plaques führen, die bei Morbus Alzheimer oder auch bei Multipler Sklerose eine Rolle spielen.

Nach einer solchen Kur sollte der Darm wieder mit der optimalen Flora besetzt sein. Sie werden dann mit hoher Wahrscheinlichkeit auch entsprechende Verbesserungen ihrer Erkrankung bemerken.

Jetzt ist es sehr wichtig, die gesunde Darmflora zu erhalten: Essen Sie reichlich probiotische Lebensmittel (die dem Darm »gute« Bakterien zuführen) wie Joghurt, Buttermilch, Sauerkraut; dazu präbiotische Nahrung mit vielen Ballaststoffen (für die Produktion von Butyrat im Darm ebenso wichtig wie als Nahrungsquelle für die Darmbakterien) wie Leinsamen, Flohsamen, Chiasamen, Obst, Salat, Hülsenfrüchte, Chicorée, Schwarzwurzeln, Pilze, Artischocken und Nüsse. Bei Fleisch und Milchprodukten sollten Sie zurückhaltend sein, mit Ausnahme von Joghurt und Buttermilch, bei Multipler Sklerose aus Ziegenmilch.

Damit sich das für die Immunität unerlässliche Mikrobiom im Darm vermehren und halten kann, sollte man außerdem darauf achten, dass sich dort nicht zu viele Pilze ansiedeln.

Pilze im Darm

Auf jedem Stück Obst, rohem Gemüse oder auch Salat befinden sich Pilze, die zusammen mit der Nahrung auch in den Darm gelangen. Wenn dort eine gute Mikrobiomausstattung vorliegt, können sich die Pilze im Darm nicht halten und werden ausgeschieden. Im Darm von »Naschkatzen«, die sehr viel Süßes konsumieren, liegt eine andere Situation vor: Da Pilze sich fast ausschließlich von Zucker ernähren, werden sie in solchen Därmen regelrecht gemästet und dadurch stark vermehrt. Ab einer gewissen Menge an Pilzen werden die guten Darmbakterien an den Darmwänden aus der Schleimschicht verdrängt, an denen sie sich normalerweise festklammern. Sie können sich nicht mehr festhalten und werden ausgeschieden – dadurch kommt es neben Verdauungsstörungen auch zu einer verminderten und veränderten Immunabwehr.

Für solche Menschen ist es sinnvoll, sich einen Stuhltest auf Pilze von ihrem Hausarzt zu holen und den Stuhl darauf zu testen – ein paar Pilze im Darm sind in Ordnung, aber ab einer gewissen Dichte an Pilzbesiedelung (Ihr Arzt wird Ihnen bei der Auswertung Ihres Stuhltestes dazu Auskunft geben) ist es dann ratsam, eine Darmsanierung durchzuführen, bei der man in einer über ca. 3 Wochen andauernden Kur mit entsprechenden Präparaten die Pilze entfernt und gleichzeitig die richtige Darmflora zuführt, um die frei gewordenen Nischen im Darmrohr schnell wieder positiv zu besetzen.[26]

Gut, aber deutlich teurer, ist es, vor der »blinden« Darmsanierung mittels eines besonderen Stuhltests eine Darmfloraanalyse über ein Labor durchzuführen, um nicht nur Pilze, sondern auch andere pathogene Keime im Darm zu identifizieren, und zu schauen, ob und welche wichtigen physiologischen Bakterien fehlen – danach kann man dann gezielt die pathologischen bekämpfen und die fehlende Flora ergänzen.

Die Darmsanierung mittels gesunder Darmbakterien sollte unbedingt gerade auch von Patienten durchgeführt werden, die an Colitis ulcerosa oder Morbus Crohn leiden!

Leaky-Gut-Syndrom

Das Mikrobiom ist also wichtig für eine normale Immunfunktion. Darüber hinaus kann aber eine bakterielle Fehlbesiedelung im Darm noch eine andere Krankheit bewirken: Sie kann zum Leaky-Gut-Syndrom führen, dem Syndrom des löcherigen Darms, über das wir bereits gesprochen haben (Seite 33). Diese Erkrankung ist besonders für Autoimmunpatienten problematisch.

Die Eintrittspforten in den Körper (die Schleimhaut des Darmes, der Nase, des Rachens und des Bronchialsystems der Lunge, aber auch die Haut) müssen vor dem Eindringen fremder Substanzen, von Antigenen, die eine Abwehrreaktion im Körper auslösen können, geschützt werden.

Das bedeutet für den Darm, dass die Schutzbarriere, die die Darmschleimhaut zwischen der Außenwelt, in diesem Fall dem Darminhalt, und dem Körperinneren bildet, unbedingt dicht sein und bleiben muss!

Für die Schleimschicht haben wir gesehen, dass das Ansäuern des Stuhlbreies mit Essig oder Sauerkrautsaft und eine faserreiche, Butyrat bildende Ernährung dafür wichtig ist. Dann können sich die guten Darmbakterien im zähen Schleim festsetzen und alle Krankheitserreger abwehren, sodass sie gar nicht erst bis zur Schleimhaut selbst durchdringen.

Die Darmschleimhautepithelien, die die Grenze des Darmrohres nach innen hin bilden, sind sehr fest untereinander verbunden durch besondere Haftstellen, den Tight Junctions, die die Zwischenräume zwischen den einzelnen Zellen hermetisch abdichten. Deshalb kann im Normalfall absolut nichts vom Darmlumen aus in den Organismus eindringen, es besteht eine unüberwindliche Barriere! Das, was an Bestandteilen der Nahrung für den Körper gebraucht wird, suchen sich die Darmschleimhautzellen im Stuhlbrei heraus und schleusen diese Bestandteile dann aktiv durch ihr Zellinneres in den Körper und den Blutkreislauf zur weiteren Verteilung hinein.

Die Tight Junctions dichten die Zellzwischenräume im Darm hermetisch ab.

Bakterielle Fehlbesiedelung, Antibiotika, Chemikalien, Schwermetalle, Nahrungsmittelunverträglichkeiten und vieles mehr können allerdings diese wichtige Barriere zerstören.

Beispielhaft betrachten wir dies einmal für Nahrungsmittelunverträglichkeiten, deren schädliche Auswirkungen leider noch nicht so bekannt sind, wie sie es eigentlich verdienen: Auch die saubersten

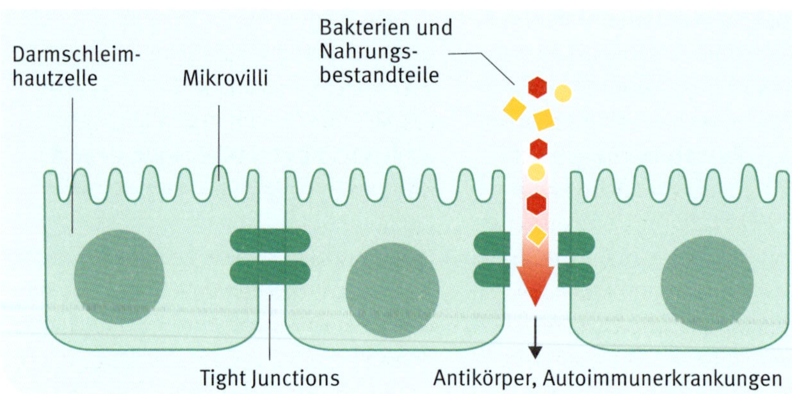

Aus Gotta, C. Die Spezielle Kohlenhydrat-Diät SCD. Stuttgart: TRIAS; 2022, nach Gotta, C. Neue Chancen bei chronisch-entzündlichen Darmerkrankungen. Stuttgart: TRIAS; 2022.

und besten, sogar biologisch erzeugten Lebensmittel können individuell bedingt durch eine Fehlregulation der Immunabwehr die Entstehung einer Nahrungsmittelallergie oder -unverträglichkeit verursachen. Die daraus folgende gegen diese Lebensmittel gerichtete Antikörperbildung macht diese Lebensmittel dann regelrecht zu Gift für den entsprechenden Menschen.

Nahrungsmittelallergien und -unverträglichkeiten

Worin liegt der Unterschied zwischen den beiden? Nahrungsmittelallergien werden durch bestimmte von den Abwehrzellen gebildete Immunglobuline (Antikörper), den IgA oder auch IgE, verursacht. Nach dem Verzehr entsprechender Lebensmittel tritt innerhalb kürzester Zeit massiver Durchfall auf. Dadurch erkennt man den Zusammenhang mit dem Gegessenen schnell und meidet entsprechende Lebensmittel.

Weit schlimmer, weil meistens unerkannt, sind Nahrungsmittelunverträglichkeiten. Sie bewirken keine akuten Durchfälle, sondern vielfältige Symptome, die nicht unbedingt mit dem Darm oder dem Essen in Verbindung gebracht werden, weil sie oft erst in deutlichem Abstand zur Nahrungsaufnahme eintreten: unregelmäßig auftretende Blähungen, dünne Stühle, unklare Verdauungsbeschwerden, Konzentrationsstörungen, Hautausschläge, die erst Tage nach dem Essen der unverträglichen Lebensmittel auftreten, und vieles mehr. Warum ist das aber so?

Wenn man unter solchen Nahrungsmittelunverträglichkeiten leidet, bei denen das Immunsystem Antikörper der Klasse IgG gegen einzelne, eigentlich harmlose Nahrungsbestandteile bildet, entstehen im Darmrohr entsprechende Antikörper-Antigen-Komplexe, die zur Darmwand transportiert werden, wo sie von Fresszellen der angeborenen Immunabwehr zerlegt und aufgefressen werden. Das ist ein sinnvoller Vorgang, denn diese Komplexe müssen beseitigt werden. Allerdings bilden sich an den Stellen, an denen in der Darmwand solche Beseitigungsaktionen stattfinden, durch die Abwehrfunktion bedingte Entzündungen. Ein paar davon sind nicht so schlimm, aber wenn man nun sehr viel Unverträgliches isst, liegen sehr viele Entzündungsstellen eng nebeneinander, wodurch letztendlich nicht nur die Darmepithelien selbst geschädigt und in ihrer Funktion beeinträchtigt werden, sondern auch die Tight Junctions, die Haftstellen zwischen den Darmzellen, zerstört werden. Als Folge davon ist die Darmbarriere nicht mehr dicht und alle möglichen, auch schädlichen Substanzen gelangen ungehindert in den Körper!

Fremdproteine, Bakterien, Viren, Nanopartikel, die mittlerweile in unserer Umwelt überall vorkommen, viele chemische Substanzen, die wir auf vielfältige Weise zu uns nehmen, und vieles mehr kann nun leicht in den Organismus gelangen und sein Unwesen treiben. Das kann zum Beispiel im Körperinneren eine Immunreaktion auslösen, die zwar nicht immer unbedingt zu einer Autoimmunerkrankung führt, aber durchaus den Weg dafür bereiten kann. Denn bei der Vielzahl von Fremdantigenen, die bei geschädigter Barrierefunktion in das Körperinnere gelangen, kann es vorkommen, dass die gegen die Fremdantigene gebildeten Antikörper unserer Abwehr auch auf die Antigene von Strukturen unserer eigenen Gewebe passen, die infolgedessen dann ebenfalls angegriffen und zerstört werden. Jedes Leaky-Gut-Syndrom kann auf diese Weise früher oder später zu einer Autoimmunerkrankung führen.

Alle Körperbarrieren sind betroffen

Die oben geschilderten Zusammenhänge gelten nicht nur für die Barriere unserer Epithelschicht im Darm, sondern ähnlich auch für die anderen Barrieren, wie sie die Schleimhäute im Rachen, Nase, Bronchialsystem der Lunge und Urogenitaltrakt bilden. Dass übertriebene Hygiene zu einer Fehlfunktion des Immunsystems führen kann, wissen wir bereits.

Auch bei fertig ausgebildetem Abwehrsystem schadet zu viel Waschen mit scharfen Mitteln, denn sowohl schützende Bakterien als auch der Säureschutzmantel auf der Haut verhindern das Vordringen von schädlichen Keimen. Das Immunsystem braucht dann gar nicht erst in Aktion zu treten und infolgedessen können auch keine Fehlfunktionen entstehen. Wenn diese Schutzbarrieren aber durch zu intensive Pflege gestört werden, sodass Keime sie überwinden, wird eine Überaktivierung der Abwehr im Körper ausgelöst. Dabei kann es immer zu Fehlern kommen, sei es, dass das übereifrige System Allergien auslöst, oder aber schlimmstenfalls eben auch Autoimmunerkrankungen entstehen.

Sorgen Sie also für eine ausreichende Hautpflege, die die Bakterienflora auf der Haut nicht zerstört, ohne zu viele Seifen und Reinigungsmittel. Rauchen schädigt die Barrieren von Nase, Mund, Rachen und Luftwegen. Und lassen Sie bitte keine chronisch schwelenden Hautentzündungen zu, die ebenfalls das Immunsystem in einen andauernden Alarmzustand versetzen.

Es gibt diagnostische Maßnahmen, die bei der Aufdeckung von Störungen, die zum Leaky-Gut-Syndrom führen, helfen:

- Marker für eine geschädigte Barrierefunktion der Schleimhäute, die man im Stuhl bestimmen lassen kann, um herauszufinden, ob man unter einem Leaky-Gut-Syndrom leidet oder nicht:
  - Zonulin
  - sekretorisches Immunglobulin A (sIgA) (abwehrende Antikörper, die auf den Schleimhäuten des Darmes, der Lunge, Mund, Auge usw. sitzen, um eindringende Fremdstoffe abzufangen)
- Um eventuelle Nahrungsmittelunverträglichkeiten zu erkennen, die an der

Störung der Barrierefunktion zumindest mitbeteiligt sind, sollte man gerade als Autoimmunpatient einmal einen Test auf Nahrungsmittelunverträglichkeiten machen, einen sogenannten IgG-Test auf Lebensmittel, um herauszufinden, welche Nahrungsmittel man nicht verträgt. Man erhält danach eine Liste mit den Nahrungsbestandteilen, die man meiden sollte, wobei sogar in verschiedene Grade unterschieden wird, von nur ganz leicht unverträglich bis zu überhaupt nicht verträglich. Alles mit Grad 4 und 3 sollte absolut konsequent gemieden werden, die Lebensmittel mit Grad 1 und 2 können ab und zu (selten) gegessen werden.

Jeder mit einer genetischen Prädisposition zu Autoimmunerkrankungen (Vorliegen einer solchen Erkrankung bei engen Verwandten), aber auch die Patienten, die bereits an einer Erkrankung aus diesem Formenkreis leiden, sollten unverträgliche Nahrungsmittel, chemische Substanzen und andere potenziell kreuzreaktive Substanzen im Essen meiden. Dazu gehört auch, sich um eine gesunde Darmflora zu bemühen. Denn jedes Mal, wenn das Immunsystem sich wieder mit beispielsweise unverträglichen Nahrungsmitteln auseinandersetzen muss, kann ein erneuter Schub die Folge sein.

Säure-Basen-Haushalt

Der Säure-Basen-Status wird durch den pH-Wert definiert, der anzeigt, wie sauer oder basisch das Milieu im Gewebe ist. Theoretisch sind Werte zwischen 0 und 14 möglich. Je weiter die Werte unter 7 sind, desto saurer ist das Gewebsmilieu, je weiter sie über 7 sind, desto basischer ist es. Idealerweise soll der pH-Wert im Blut bei 7,4 liegen, also leicht basisch sein. Um die optimale Einstellung des pH-Wertes ist die Niere bemüht, sie versucht, den pH-Wert konstant im guten Bereich zu halten, indem sie ein Zuviel an Säuren beziehungsweise Basen ausscheidet. Wenn allerdings zu viele Säuren zugeführt werden, was v. a. über die Ernährung geschieht, kommt sie an ihre Grenzen.

Entzündungsvorgänge werden durch ein saures Gewebsmilieu gefördert, daher sollte man auf jeden Fall den Organismus basisch einstellen, um die Entzündungsaktivität zu dämpfen:

Zunächst einmal messen Sie Ihren Urin-pH-Wert mit sehr preisgünstigen Streifentests aus der Apotheke, die nicht nur im sauren, sondern auch im basischen Bereich messen. Anhand der Tabelle (Seite 118) können Sie leicht feststellen, ob Ihr Gewebe zu sauer ist: Halten Sie bitte eine Woche lang täglich vier- bis fünfmal einen Teststreifen in Ihren Urinstrahl. Sie werden sehen, die Farbe des Teststreifens ändert sich, und zwar abhängig davon, wie sauer oder basisch der

Lebensmittel, die basisch/alkalisch oder sauer verstoffwechselt werden

basisch verstoffwechselt	sauer verstoffwechselt
Obst: Äpfel, Ananas, Aprikosen, Bananen, Birnen, Brombeeren, Erdbeeren, Kirschen	**Fleisch:** Rindfleisch, Schweinefleisch, Geflügel, Wurstwaren
Gemüse: Artischocken, Auberginen, Blumenkohl, Brokkoli, Gurken, Karotten, Spinat	**Fisch:** Hering, Lachs, Garnelen, Kaviar
Salate: Feldsalat, Kopfsalat, Rucola	**Milchprodukte:** Käse, Quark, Joghurt, Kuhmilch
Kräuter: Basilikum, Dill, Petersilie, Schnittlauch	**Getreide:** Weizenmehl, Roggenmehl, Haferflocken, Reis
Nüsse/Samen: Mandeln, Macadamianüsse, Sonnenblumenkerne (geschält)	**Hülsenfrüchte:** Linsen, Erbsen, Sojabohnen
Getränke: Kräutertees, stilles Wasser, Gemüsesäfte	**Nüsse/Samen:** Erdnüsse, Haselnüsse, Walnüsse
	Getränke: Kaffee, schwarzer Tee, Alkohol, Cola

nach Rumler/Schöttl

ausgeschiedene Urin ist. Vergleichen Sie also die entstandene Farbe des Streifens mit der Skala des Behälters, dann können Sie dort den pH-Wert ablesen.

Die gemessenen Ergebnisse tragen Sie sieben Tage lang in die Tabelle ein, wobei Sie bitte auf die Uhrzeit der Messung achten und in der Tabelle die entsprechende Spalte für Ihren Eintrag nutzen.

Wenn Ihr Säure-Basen-Haushalt in Ordnung ist, liegt morgens das Ergebnis im sauren Bereich, weil sich die über Nacht im Stoffwechsel gebildeten Säuren in der Blase angesammelt haben und mit dem Morgenurin ausgeschieden werden. Ist das nicht der Fall, könnte eine sogenannte Säurestarre vorliegen, bei der Säuren aus verschiedenen Gründen (Nierenkrankheiten usw.) nicht entsprechend der Notwendigkeit ausgeschieden werden. Tagsüber sollte der Urin dann aber basisch werden. Andernfalls wäre es ein Zeichen für zu viele Säuren in Ihrem Organismus: Meistens liegt das an einer Ernährung mit zu vielen Nahrungsmitteln, die sauer verstoffwechselt werden. Hier hilft Ihnen die Lebensmitteltabelle auf Seite 118, in der aufgeführt wird, welche Nahrungsmittel vom Körper sauer und welche von ihm basisch verarbeitet werden. Als Faustregel gilt, dass die meisten Gemüse

» pH-Wert-Bestimmung im Urin über sieben Tage, links oben zur Orientierung eine Idealkurve

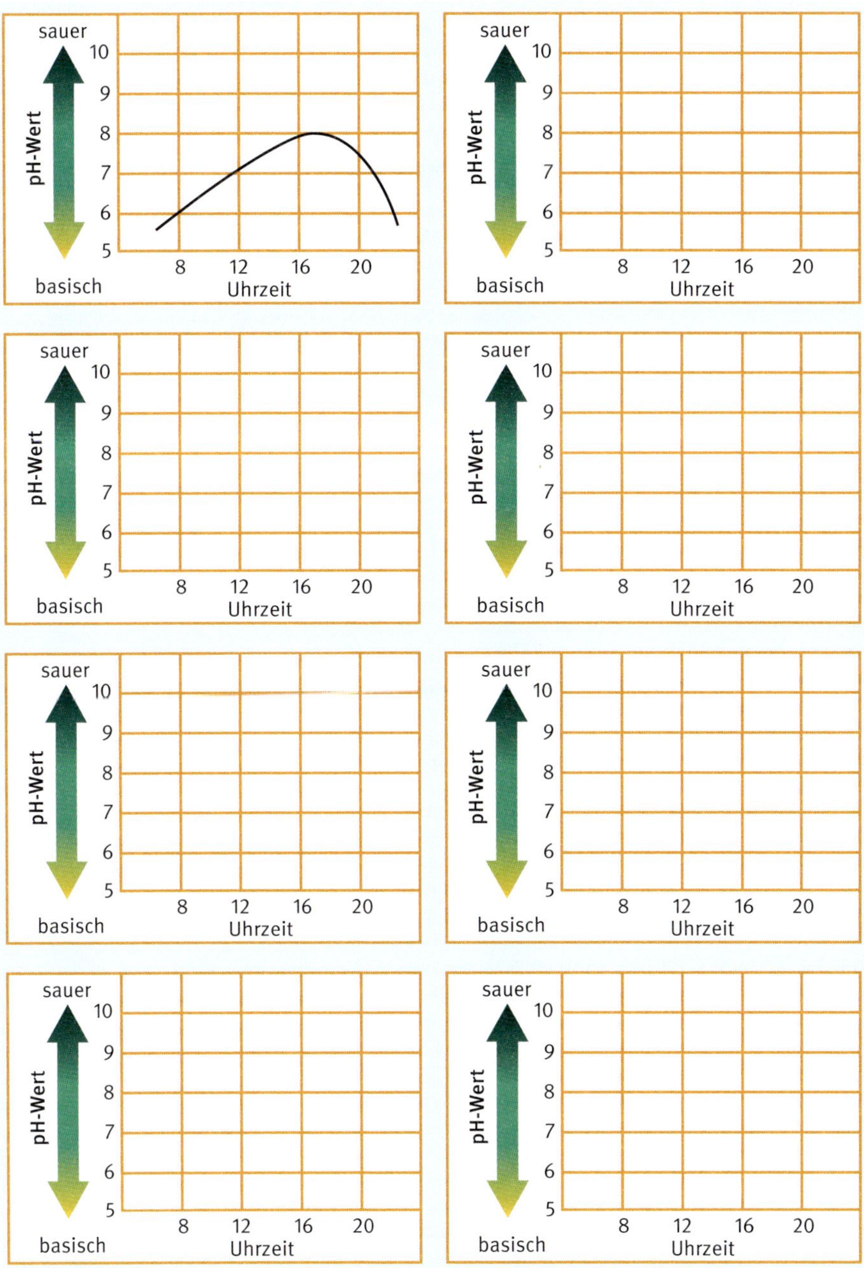

nach Rumler/Schöttl, Schmerz & Akupunktur 2/2003

basisch verstoffwechselt werden (auch Sauerkraut, dessen Name eher das Gegenteil erwarten lässt), aber Fleisch, Käse, Brot und Zuckerhaltiges sauer.

Stellen Sie Ihr Essen entsprechend der Tabelle um: Nehmen Sie bitte vorwiegend Nahrungsmittel zu sich, die basisch verstoffwechselt werden, damit Ihr Körper nicht sauer wird.

Falls auch eine strenge Diät kein basisches Milieu in Ihrem Körper entstehen lässt, sollten Sie einen Nephrologen konsultieren (Nierenfacharzt). Unterstützen können Sie die Vermeidung von zu vielen Säuren im Körper durch regelmäßige Saunagänge und durch die Reduktion von Stressphasen.

Traditionelle Chinesische Medizin (TCM)

Während die schulmedizinische Therapie bei Autoimmunerkrankungen darauf abzielt, die Symptome in den Griff zu bekommen und die Entzündungsaktivität zu bremsen, um dadurch die Gewebe zu schonen, verfolgt man in der Traditionellen Chinesischen Medizin (TCM) einen vom Ansatz her anderen Weg.

In der TCM bemüht man sich, an den Ursachen für die Krankheiten anzusetzen, indem man zunächst mittels chinesischer Zungen- und Pulsdiagnostik die zugrunde liegende Dysbalance zwischen Yin und Yang in den 5 Wandlungsphasen zu erkennen versucht, um hier dann Missstände zu beseitigen. Das klingt für europäische Ohren zugegebenermaßen erst einmal sehr fremd. Diejenigen, die sich darauf einlassen, werden ihre Skepsis aber schnell verlieren –, vorausgesetzt, sie finden eine Ärztin oder einen Arzt mit wirklich guter und fundierter TCM-Ausbildung, denn das ist gerade bei diesen komplizierteren Krankheiten von grundlegender Bedeutung. Sie oder er sollte nicht nur das Zusammenspiel der den Körper durchziehenden Meridiane wirklich verstehen, um dort mittels Akupunktur ein harmonisches Gleichgewicht wiederherzustellen, sondern auch die komplizierte chinesische Kräutermedizin sicher beherrschen. Solche Therapeuten können Ihnen dann außerdem auch Anleitungen für sinnvolle Qigong-Übungen geben, die gerade bei Autoimmunkrankheiten wichtige Impulse setzen.

Auch bei Hinzuziehen der Traditionellen Chinesischen Medizin sollte man auf keinen Fall die schulmedizinische Therapie sofort beenden, sondern zunächst in Kombination dazu anwenden. Die Therapien mit den Methoden der TCM erfordern etwas Geduld, weil es Zeit braucht, um die Energien im Körper so umzustellen, dass sich Veränderungen zum Guten einstellen. Dafür haben diese Therapien aber auch nicht die teilweise starken Nebenwirkungen, wie zum Beispiel die Kortisontabletten der Schulmedizin.

Hintergrund der Traditionellen Chinesischen Medizin

Diese Medizinrichtung gründet sich auf das harmonische Zusammenspiel der beiden Kräfte Yin und Yang. Nach den Vorstellungen der TCM stellt Yin das Ernährende dar, die Energie, die in den aufbauenden Organen Leber, Herz, Milz, Lunge und Niere hergestellt und gespeichert wird, um sie von dort aus dem Körper zur Verfügung zu stellen. Dahingegen stellt Yang das Verbrauchende, Aktive, also die Funktionen im Körper dar. Das Yang wird von Galle, Dünndarm, Magen, Dickdarm und Blase bereitgestellt. Das Yang wird dabei genährt vom Yin, ohne Yin also kein Yang, aber ohne Yang wäre auch das Yin nutzlos. Beide sorgen im Körper für reibungsloses Funktionieren und perfekte Harmonie, wenn sie ungehindert auf den Energieleitbahnen, den Meridianen, in bestimmten Rhythmen kreisen können. Allerdings kann es hierbei zu vielfältigen Störungen wie Stockungen oder Dysharmonien kommen.

Um den harmonischen Fluss über die Meridiane zu gewährleisten oder bei Ungleichgewichten wieder herzustellen, haben TCM-Therapeut*innen mit ihren Therapieoptionen die Möglichkeit, zum Beispiel fehlendes Yin zu ergänzen, zu viel Yang abzuleiten, Dysbalancen auszugleichen, »verstopfte« Meridiane durchgängig zu machen usw., damit die Energien wieder frei fließen können. Hierzu stehen typische traditionelle chinesische

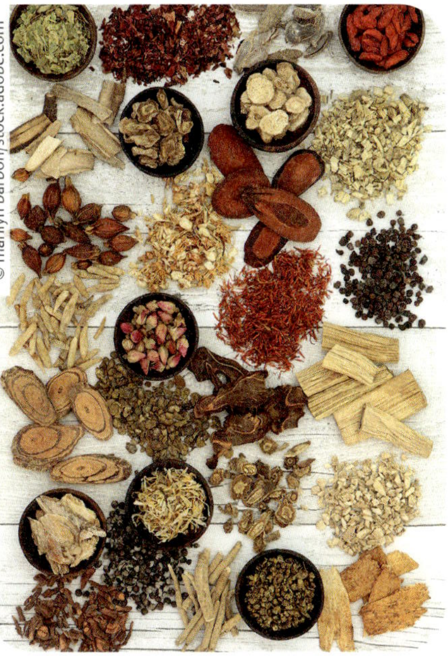

Die Traditionelle Chinesische Medizin verfügt über eine Vielzahl wirksamer Kräuter.

Methoden wie Akupunktur, chinesische Kräutermedizin, Moxibustion, Qigong, Schröpftechniken usw. zur Verfügung.

Was ist nach TCM-Kriterien speziell bei Autoimmunkrankheiten gestört?

Im Gegensatz zur schulmedizinischen Medizin gibt es in der TCM keine für alle Autoimmunkrankheiten gleichen Muster, die mit gleichen Therapien behandelt werden. Während also die Schulmedizin alle Autoimmunerkrankungen auf fehlgeleitete Angriffe des Immunsystems zurückführt und diese gleichermaßen mit Immunsuppressiva zu unterdrücken versucht, muss man in der Traditionellen Chinesischen Medizin erst einmal herausfinden, welche Dysbalancen und sich daraus ergebende Syndrome in jedem einzelnen Fall vorliegen. Die TCM behandelt nicht symptom-, sondern syndromorientiert: Das der Krankheit zugrunde liegende Syndrom ist stets sehr individuell und variiert von Patient zu Patient erheblich.

Um das Ganze etwas deutlicher zu machen, betrachten wir einmal die Sichtweise aus traditionell chinesischem Blickwinkel. Dort wird bei Autoimmunkrankheiten beispielsweise öfter ein Syndrom namens Yin-Mangel mit Hitze-Feuer festgestellt. Dieses Syndrom muss durch den TCM-Arzt oder die TCM-Ärztin mittels chinesischer Zungen- und Puls-Diagnostik genauer hinterfragt werden: Wenn der Yin-Mangel absolut ist, muss Yin ergänzt und gestärkt werden, wenn er aber relativ ist, bedingt durch ein überaktives Yang, darf keineswegs das Yin gestärkt werden, sondern muss stattdessen das Yang gebremst werden. Es ergeben sich allein dadurch schon völlig konträre Vorgehensweisen.

Ebenso gilt es, von außen eingreifende störende Faktoren aufzudecken und auszuschalten, wie beispielsweise Hitze, Kälte, Feuchtigkeit, Nässe, schädliche Emotionen u. Ä., was an der Zunge und den chinesischen Pulstaststellen erkannt wird sowie zusätzlich an weiteren typischen Zeichen aus der Erfahrung von Jahrtausenden.

Sie sehen schon: Eine verständige TCM-Diagnostik ist für die traditionelle chinesische Behandlung das A und O.

Autoimmunkrankheiten und Psyche

Forschungen haben gezeigt, dass bei der Entstehung und Auslösung von Schüben bei Autoimmunerkrankungen auch psychoneuroimmunologische Faktoren eine Rolle spielen. In Studien konnte man bei Patienten mit Autoimmunkrankheiten eindeutig nachweisen, dass ein bedachtsamer Umgang mit den eigenen Emotionen das Krankheitsgeschehen positiv beeinflussen kann. Die Forscher vermuten, dass dies über die Beeinflussung eines Hormones aus der Nebennierenrinde, des Cortisols, geschieht. Dieses Hormon ist wesentlich an der Dämpfung von Entzündungsgeschehen beteiligt. Offensichtlich wird bei positiven Gefühlen über die Regulation des Cortisolspiegels die Aktivität des Entzündungsgeschehens herunterreguliert – bei Wut und Hass, Stress und anderen negativen Gefühlen kommt es hingegen über eine verminderte Ausschüttung dieses Hormons zu einer Entzündungszunahme.

Nun tragen oft die Lebensumstände dazu bei, dass wir Negatives hinnehmen müssen, aber man kann versuchen, so viel wie möglich in seinem Leben zum Positiven hin zu verändern. Und wenn das nicht klappt, wenigstens seine Einstellung und Reaktion zu einigen negativen Lebensumständen zu ändern, frei nach dem tatsächlich sehr sinnvollen Lied aus der Operette »Die Fledermaus«: Glücklich ist, wer vergisst, was nicht mehr zu ändern ist.

Ganz besonders für die rheumatoide Arthritis existieren mittlerweile etliche Studien, die psychische Zusammenhänge belegen. Man konnte in einer diesbezüglichen Studie zeigen, dass sich positive Veränderungen in der Entzündungsaktivität ab 10 Wochen nach dem Beginn von psychologischen Interventionen feststellen lassen – mit signifikantem Unterschied zu den nicht psychisch behandelten Kontrollpatienten: Sowohl der Druckschmerz als auch die Schwellungen an den betroffenen Gelenken gingen deutlich zurück. Diese Verbesserungen waren auch noch nach 8 Monaten zu sehen.[27] Weitere Informationen erhalten Sie im Abschnitt über »Spezielle Empfehlungen bei Rheumatoider Arthritis« (Seite 127).

Auch bei Psoriasis sieht man nicht nur in Studien gehäuft Zusammenhänge mit emotionalen Ungleichgewichten wie unterdrückten Aggressionen, Ärger und Stress; viele Psoriasis-Patienten bestätigen dies aus eigenem Erleben.

Was kann man tun?

Auch wenn es keineswegs immer einfach ist, negative Emotionen von sich fernzuhalten, kann man doch viel dazu beitragen, nicht von ihnen bestimmt zu werden. Ein Beispiel dafür, wie man in seinem Leben positive Gefühle fördern kann, ist eine kleine einfache Übung:

Denken Sie einmal darüber nach, was bei Ihnen wiederkehrende negative Gefühle und Reaktionen auslöst. Nehmen Sie sich ein DIN-A4-Blatt, das Sie wie die angelegte Tabelle (Seite 124) einteilen und beschriften. Nun listen Sie in der linken Spalte auf Ihrem Blatt Papier die negativ besetzten Dinge in Ihrem Leben untereinander auf, in jeder Zeile ein Ärgernis, einfach so, wie sie Ihnen einfallen, also nicht gewichtet nach Bedeutung und unabhängig von der Stärke der negativen Gefühle, die sie in Ihnen auslösen.

Lassen Sie sich ruhig Zeit damit, eventuell sogar über mehrere Tage, denn oft fällt einem später noch einiges ein, an das man erst mal nicht gedacht hat.

Anschließend machen Sie in der rechten Spalte hinter jedem einzelnen Ärgernis Kreuze: Je nachdem, wie stark Sie von dem auf der linken Seite stehenden negativ beeinflusst werden, bewerten Sie es mit ein bis fünf Kreuzchen; ein Kreuzchen steht für nur leichte Irritation, fünf Kreuzchen für äußerst starke negative Gefühle.

Nach Abschluss der Bewertung schauen Sie sich bitte alle Ärgernisse an, bei denen Sie mehr als zwei Kreuzchen gemacht haben. Diese Dinge sind nicht gut für Sie und sollten abgestellt werden!

Sicherlich sind darunter Gegebenheiten, die man nicht abstellen kann oder aus bestimmten Gründen nicht abstellen will. In diesem Fall schauen Sie bitte, ob sie dazu eventuell auch eine positive Einstellung finden können, oft entdeckt man bei gutem Willen auch etwas Positives auf der »Kehrseite der Medaille«.

Gefühle und Reaktionen darauf

Gegebenheiten, die bei mir negative Gefühle und Reaktionen auslösen	Bewertung der negativen Stärke mit Kreuzchen

Möglichst viele negative Posten Ihrer Liste, die drei oder mehr Kreuze haben, sollten aber beseitigt werden. Oft staunt man, wie erstaunlich einfach sich manches beseitigen lässt, wenn man sich der Sache erst einmal bewusst ist.

Zusätzlich hilft die Ausübung von Yoga und/oder Qigong bei der inneren Harmonisierung und dem gelasseneren Umgang mit Ärgernissen.

Andererseits kann man sich auch professionelle Hilfe holen, um sich von krank machenden emotionalen Belastungen zu befreien. Hier bieten sich Psychotherapien beziehungsweise auch psychosomatische Kuren an.

Radon

Zur Senkung der Entzündungsaktivität im Körper und zum Hinausschieben erneuter Schübe eignet sich das Gas Radon. Radon ist ein im Erdboden natürlich vorkommendes Gas, das man in einigen Regionen Deutschlands und Österreichs in Kurorten wie Bad Gastein, Bad Kreuznach und anderen zur Therapie nutzt. Obwohl es sich hierbei um ein radioaktives Gas handelt, ist es wegen seiner äußerst kurzen Halbwertszeit für den Menschen ungefährlich. Bei entzündlichen Erkrankungen wie den Autoimmunkrankheiten kann man es sogar hervorragend zur Therapie nutzen, denn man hat beobachtet, dass durch Radon im Körper Botenstoffe aktiviert werden, die Entzündungen hemmen.

Radon kann man an den oben genannten Kurorten auf verschiedene Weisen zugeführt bekommen:

- im Radon-Stollen: Dort wird das Radon über die Haut und bei der Atmung über die Lunge aufgenommen.
- in Wannenbädern: Man nimmt das Radon über die Haut auf und gleichzeitig atmet man auch das aus dem Badewasser entweichende Gas ein.
- durch das Trinken radonhaltigen Wassers: Dabei dringt das Radon über den Magen-Darm-Trakt in den Körper ein.

Bei Schwangerschaft und Krebserkrankungen sollte man Radon-Kuren nicht machen, genauso wenig bei entgleister Schilddrüsenüberfunktion. Eine Radon-Kur kann man zweimal pro Jahr für jeweils drei Wochen durchführen.

Magnetfeldtherapien

Noch konnten keine wissenschaftlichen Arbeiten tatsächlich signifikante Ergebnisse dazu liefern, ob Magnetfeldtherapien nennenswerte Effekte gegen Entzündungen entfalten. Da aber im klinischen Alltag zumindest für pulsierende Magnetfeldverfahren immer wieder deutliche Befundbesserungen beobachtet werden können, soll diese Option im vorliegenden Kontext Erwähnung finden.

Risikofaktor Rauchen

Verzichten Sie unbedingt auf den Genuss von Tabakwaren, ganz besonders, wenn Sie bereits eine entsprechende Erkrankung haben. Offensichtlich werden Entzündungsvorgänge beim Rauchen getriggert. Unter anderem scheint auch hier das Mikrobiom im Darm mitbeteiligt zu sein: Man hat bei Rauchern eine verminderte Vielfalt der normalen Darmflora festgestellt, insbesondere die Bakteriengattung Prevotella nimmt bei Nikotinkonsum ab. Über die genauen Hintergründe dieser Beobachtungen wird noch geforscht.

Selbstbeobachtung

Eine in ihrem Wert nicht zu unterschätzende Therapiemaßnahme bei Autoimmunerkrankungen ist die genaue Selbstbeobachtung. Dadurch können Patienten versuchen, herauszufinden, welche Auslöser für neu auftretende Schübe sie bei sich individuell entdecken können.

Oft erkennen Patienten gewisse Nahrungsmittel als Auslöser, die dann sehr konsequent gemieden werden müssen. Andererseits können auch Stresssituationen einen individuellen Auslöser darstellen, ebenso bestimmte Inhaltsstoffe in Kosmetika, Putzmitteln und vieles andere mehr.

Um den Dokumentationsaufwand etwas zu reduzieren, können Sie auch eine rückwärts gerichtete Recherche betreiben:

- Wenn ein erneuter Schub Ihrer Erkrankung auftritt, schreiben Sie sich möglichst genau auf, was Sie in den letzten 7–10 Tagen gegessen haben: Frühstück, Mittagessen, Abendessen und auch alles, was Sie an Kleinigkeiten zwischendurch zu sich genommen oder genascht haben; bitte dabei nicht die Getränke vergessen. Beachten Sie, dass es auf jede Kleinigkeit ankommt!
- Überlegen Sie, ob Sie irgendwelche außerplanmäßige Putzaktivitäten durchgeführt haben (Fenster putzen, Auto waschen, Silber putzen etc.), vielleicht ergibt sich daraus ein Hinweis auf die Beteiligung von bestimmten Putzmitteln oder Chemikalien, die an der Schubauslösung beteiligt sind.
- Welche psychischen Situationen gab es bei Ihnen in den letzten 14 Tagen vor dem Schub? Schreiben Sie alle negativen und auch positiven Ereignisse auf! Gab es einen Trauerfall, hatten Sie Streit, hat Sie etwas besonders aufgeregt, eventuell auch ein freudiges Ereignis? Halten Sie alles schriftlich fest, um es mit den Situationen nach einem anderen erneuten Schub vergleichen zu können.
- Haben Sie in den letzten 14 Tagen vor dem Schub ein besonderes Parfum aufgetragen oder irgendwelche Kosmetika benutzt, die nicht zu Ihrer täglichen Routine gehören?

Wenn Sie dies für einige Schübe gemacht haben, vergleichen Sie die Einträge:

- Gibt es Parallelen zwischen den Nahrungsmitteln, Gewürzen, Getränken usw., die Sie vor den jeweiligen Schüben gegessen oder getrunken haben?
- Kamen die Schübe gehäuft, nachdem Sie Ihre Fenster geputzt oder das Silber gereinigt hatten o.Ä.?
- Gibt es einen Zusammenhang z.B. mit Friseurbesuchen (Stichwort Haarfärbemittel)?
- Gab es ähnliche Aufregungen, Ärgernisse vor den einzelnen Schüben? Oft entdeckt man wiederkehrende Auffälligkeiten, die einem vorher nicht bewusst waren – diese sollte man in Zukunft versuchen, zu vermeiden.

Führen Sie einmal über eine gewisse Zeit ein Tagebuch, in dem Sie alles festhalten, dann können Sie beim Auftreten eines neuen Schubes nachsehen, was speziell an diesem und den vorhergehenden Tagen war. Wenn Sie das für mehrere Schübe machen, entdecken Sie vielleicht Übereinstimmungen.

Spezielle Empfehlungen

Die bisherigen Therapieempfehlungen gelten für alle Autoimmunerkrankungen, egal auf welches Organ oder Organsystem sich die Angriffe des Immunsystems beziehen.

Darüber hinaus gibt es trotz gleicher Ursache (fehlgeleitete Angriffe des Immunsystems auf körpereigene Substanzen) und sich daraus ergebenden gleichartigen Therapieansätzen (Entzündungsdämpfung, um die Angriffe auf die Körpersubstanzen zu bremsen) bei einigen Autoimmunerkrankungen ausgesprochen spezielle, nur für diese Krankheit zutreffende Aspekte, die individuelle Therapieoptionen eröffnen.

Rheumatoide Arthritis

Ernährung

Dass die Ernährung gegen Autoimmunkrankheiten viel Positives bewirken kann, wissen Sie bereits. Wichtig ist dieser Aspekt auch besonders für Patienten mit rheumatoider Arthritis: Ganz speziell zu dieser Erkrankung gibt es viele wissenschaftliche Studien, die eindeutig positive Wirkungen auf die Krankheitsaktivität bestätigen für:

- mediterrane Ernährung mit viel Fisch, Gemüse, Oliven, Obst
- Gewürze wie Ingwer, Zimt, Safran
- Antioxidantien, besonders für Quercetin und Ubiquinon (Q10). Zu diesen beiden Substanzen siehe auch die Beschreibung auf Seite 99.
- Probiotika, die das Bakterium Lactobacillus casei enthalten[28] (siehe dazu den Absatz »Beeinflussung des Entzündungsgeschehens über den Darm«, Seite 110). Außerdem gilt ganz besonders für die rheumatoide Arthritis der im Ernährungs-Kapitel empfohlene Verzicht auf Lebensmittel, die Arachidonsäure enthalten (Seite 85)!

Meereskiefernextrakt Pycnogenol

Aus der Rinde der französischen Meereskiefer gewinnt man den Stoff Pycnogenol. In etlichen Studien konnte man nachweisen, dass Pycnogenol entzündungsfördernde Enzyme hemmt, die maßgeblich an der Entstehung von Entzündungen besonders an den Gelenken beteiligt sind.[29] Es gibt Pycnogenol in Tabletten und Kapseln, gegen Gelenkbeschwerden sollte man 150 bis 300 mg am Tag einnehmen.

Capsaicin

Gegen die Gelenkschmerzen, die mit den Entzündungsvorgängen zusammenhängen, wirken oft Capsaicin-Salbe oder -Pflaster lokal an den Gelenken recht gut. Durch die reaktive Durchblutungssteigerung werden die Selbstheilungskräfte des Organismus in die schmerzenden Regionen geleitet und außerdem die Schmerznerven im betroffenen Bereich zunächst im Sinne des Gate-Control-Mechanismus positiv beeinflusst. »Gate Control« bedeutet das Überdecken eines Schmerzreizes durch einen anderen, in diesem Falle durch die Aktivierung von Schmerznerven durch die Salbe. Nach mehrfacher Anwendung kommt es dann durch einen Reaktionsverlust der Schmerznerven zur nachhaltigen Schmerzlinderung.

Wie aber funktioniert das? Capsaicin wird aus Chili und Cayennepfeffer gewonnen. Es bindet an Schmerz- und Hitzerezeptoren in der Haut. Durch die Aktivierung der Hitzerezeptoren kommt es zu einer Weitstellung der umgebenden Blutgefäße und somit zu einer Durchblutungssteigerung. Dadurch können die Selbstheilungskräfte besser in das erkrankte Gebiet gelangen. Durch das Capsaicin kommt es zu einem brennenden Gefühl, das durch die Freisetzung des Neurotransmitters Substanz P entsteht. Wenn man die Salbe mehrfach anwendet, werden die Speicher für Substanz P in den ansässigen Neuronen geleert, wodurch eine ganze Zeit lang keine oder zumindest deutlich weniger Schmerzen in diesem Bereich ausgelöst werden können.

Regelmäßig aufgetragen, dauert es ca. 1–2 Wochen, bis sich eine Schmerzlinderung zeigt, die dann aber bei weiterer regelmäßiger Anwendung des Capsaicins dauerhaft anhält. Capsaicin-Salbe und -Pflaster dürfen nur auf einer gesunden, nicht verletzten Hautoberfläche verabreicht werden.

»Heiße Rolle«

Hier noch ein Tipp, der von vielen Rheumapatienten als sehr hilfreich empfunden wird: die »heiße Rolle«.

Mischen Sie:

- 1 Liter heißes Wasser
- 10 Tropfen ätherisches Zimtöl
- 10 Tropfen ätherisches Majoranöl

Rollen Sie ein großes, der Länge nach gefaltetes Frotteehandtuch stramm von der kurzen Seite her auf, sodass sich in der Mitte der Rolle ein kleiner Trichter bildet.

Nun gießen Sie die gemischte heiße Flüssigkeit in diesen Trichter. Reiben und tupfen Sie die schmerzenden Körperteile sanft damit ab oder massieren sie sie damit, und entrollen Sie das Handtuch dabei langsam wieder, um immer wieder Wärme nach außen zu bringen. Die ätherischen Öle und die Wärme tun dabei ihre Wirkung, genauso auch der Massageeffekt, der die Durchblutung fördert.

Radon

Speziell auch bei rheumatoider Arthritis scheint das Gas Radon zur Entzündungshemmung eine gute Rolle zu spielen. Mehr dazu erfahren Sie im allgemeinen Therapieabschnitt unter »Radon« (Seite 124).

Funktionstraining

Weil bei rheumatoider Arthritis die Gelenke durch fehlgeleitete Autoantikörper nach und nach zerstört werden, sollten Patienten mit dieser Erkrankung sich so viel wie möglich bewegen, um die Gelenke beweglich zu erhalten beziehungsweise auch, um entzündlich bedingte knöcherne Spangenbildungen und Verwachsungen innerhalb der Gelenke zu vermeiden. Bewegung bringt tatsächlich viel! Bei gymnastischen Übungen sind allerdings allzu dynamische Bewegungsübungen zu vermeiden, denn sie aktivieren durch Zug an den Sehnen die Entzündungsaktivität. Besser sind statische Übungen mit sanftem Dehnen

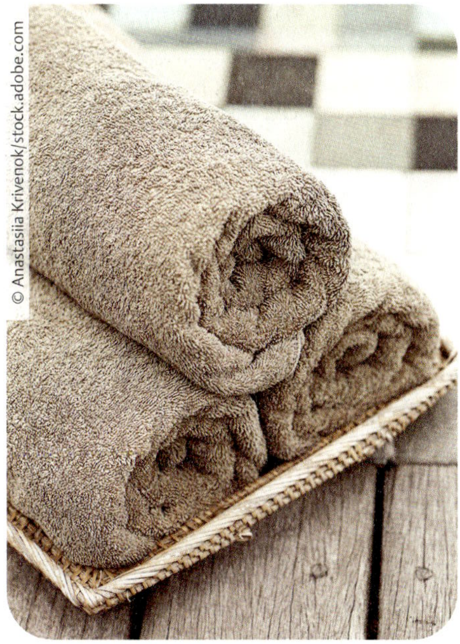

Die »heiße Rolle« bringt wohltuende Wärme und fördert die Durchblutung.

bis leicht über die Schmerzgrenze hinweg. Darüber hinaus sind Physiotherapie und Funktionstraining dringend anzuraten. Es gibt überall zum Beispiel von der Rheuma-Liga angebotene Bewegungsprogramme, die speziell auf Rheumapatienten abgestimmt sind.

Aufbau von Gelenkknorpeln

Um den bei der rheumatoiden Arthritis angegriffenen Knorpel zu schützen und seine Regeneration zu fördern, gibt es verschiedene Produkte, die Glucosamin und/oder Chondroitin und/oder Hyaluronsäure enthalten. Die genannten Substanzen sollten sie mindestens sechs Monate einnehmen, denn erst nach dieser Zeitspanne können Sie beurteilen, ob diese Mittel individuell helfen. Knorpelsubstanzen wachsen nur sehr langsam und benötigen daher für die Regeneration entsprechend lange.

Beeinflussung über die Psyche

Gerade für die rheumatoide Arthritis ist nachgewiesen worden, dass es hier einen signifikanten Zusammenhang zwischen Psyche und Entzündungsaktivität gibt. Das Vermeiden von Ärger und Stress beeinflusst sowohl das Schmerzgeschehen als auch die Gelenkschwellungen positiv. Im Absatz »Beeinflussung der Aktivität von Autoimmunerkrankungen über die Psyche« (Seite 122) erfahren Sie dazu Genaueres.

Schon 1892 hat der Wissenschaftler William Osler beobachtet, dass die rheumatoide Arthritis durch einen psychischen Schock oder Trauer ausgelöst werden kann beziehungsweise bei Bestehen der Erkrankung Schübe dadurch bewirkt werden können. Dasselbe hat 1909 Ernest Jones für emotionale Schocks, länger anhaltende Angstzustände und Trauer festgestellt.

Bei Forschungen erkannte man, dass auch bestimmte Persönlichkeitsmerkmale wie Ängstlichkeit, Perfektionismus, Hang zur Selbstaufopferung, Normorientiertheit mit übermäßiger Angepasstheit u. Ä. besonders häufig bei Patienten mit rheumatoider Arthritis vorliegen, genau wie auch das Unvermögen, Gefühle wie Wut und Aggression offen zu zeigen.[30] Ob es tatsächlich eine »Rheumapersönlichkeit« gibt, darüber wird diskutiert. Es ist schwer, herauszufinden, ob das Vorliegen der oben genannten Persönlichkeitsmerkmale zu Rheuma führt, oder ob Rheuma diese psychischen Merkmale hervorbringt, denn dass die rheumatoide Arthritis auch die Persönlichkeit eines Menschen verändern kann, ist bekannt.

Eine Beeinflussung des Immunsystems durch die Psyche ist allerdings tatsächlich biochemisch vorhanden: Stress und andere psychische Alterationen bewirken im Organismus eine Veränderung im sympathischen Nervensystem und zwar im Zusammenwirken der Hormondrüsen Thalamus, Hypophyse und Nebennierenrinde. Dadurch kommt es zu einer verminderten Ausschüttung des entzündungshemmenden Hormons Cortisol aus der Nebennierenrinde, was wiederum einen Anstieg von Entzündungs- und Abwehrmechanismen im Körper hervorruft, die nicht mehr adäquat vom Cortisol gebremst werden.[31] Für das gestresste Nervensystem können Entspannungsübungen wie autogenes Training oder Progressive Muskelentspannung nach Jakobsen, eventuell auch Psychotherapie helfen.

Morbus Bechterew

Sitzball

Beim Morbus Bechterew ist insbesondere die Wirbelsäule von entzündlichen Veränderungen und Verwachsungen betroffen, deshalb raten Orthopäden Bechterew-Patienten zu einem Sitzball: Durch die Ausgleichsbemühungen der Muskulatur, mit der man beim Sitzen das Gleichgewicht hält, bleibt die Wirbelsäule in steter Bewegung. Dadurch werden Verknöcherungen zwischen den einzelnen Wirbelgelenken und hierdurch verursachte Bewegungseinschränkungen vermieden.

Da es sich auch beim Morbus Bechterew um eine Autoimmunerkrankung mit Gelenkbeteiligung handelt, trifft therapeutisch vieles für diese Krankheit zu, was auch für die rheumatoide Arthritis gilt.

Multiple Sklerose

Weihrauch

Wir haben bereits über die Fähigkeit des Weihrauchs, insbesondere der Art Boswellia serrata, die Entzündungsaktivität bei Autoimmunerkrankungen deutlich zu senken, gesprochen. Menschen, die an Multipler Sklerose erkrankt sind, könnten ebenfalls von ihm profitieren, wie Forschungen des Universitätskrankenhauses in Hamburg-Eppendorf und der Berliner Charité zeigen: Nach 8 Monaten regelmäßiger Einnahme von Weihrauchextrakt verringerte sich die Zahl der Entzündungsherde im Gehirn deutlich, auch die Hirnathrophie, also der Abbau von Hirnsubstanz, ging zurück!

Darmflora und kurzkettige Fettsäuren im Darm

Im Abschnitt »Beeinflussung des Entzündungsgeschehens über den Darm« (Seite 110) haben Sie erfahren, wie überaus wichtig die richtige Zusammensetzung des Mikrobioms im Darm für Patienten mit Autoimmunkrankheiten ist.

Unsere Wirbelsäulenmuskulatur wird mit dem Sitzball effektiv trainiert.

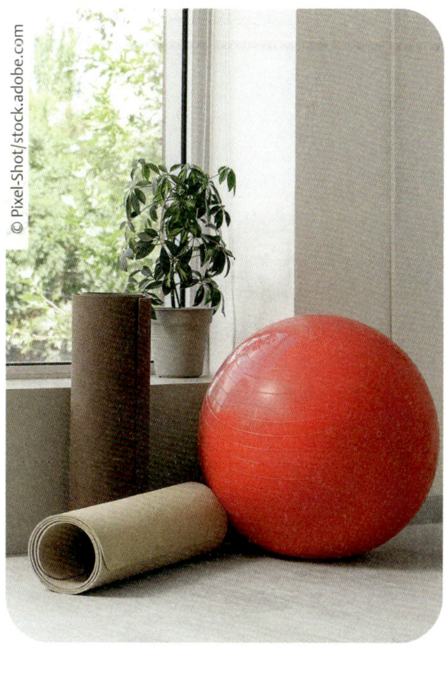

Das trifft aus bestimmten Gründen in ganz besonderem Maße für an Multipler Sklerose Erkrankte zu! Unter den symbiotisch im Darm lebenden Bakterien gibt es nämlich wahre Spezialisten, die für die Bildung von kurzkettigen Fettsäuren (Butyrat, Propionat, Acetat usw.) zuständig sind. Hierfür benötigen sie genügend über die Ernährung zugeführte pflanzliche Fasern und Ballaststoffe. Die Fettsäuren werden vom Darm aus ins Blut abgegeben und gelangen über die Blut-Hirn-Schranke ins Gehirn.

Dort bewirken sie zweierlei:

- Der Hirnstoffwechsel wird derart beeinflusst, dass Entzündungen gebremst werden.
- Die Mikroglia (= Hüllschicht um die Nerven) wird veranlasst, die für die Multiple Sklerose maßgeblichen Plaques abzubauen.

Man hat festgestellt, dass Patienten mit Multipler Sklerose häufig einen Mangel an kurzkettigen Fettsäuren im Darm haben. In Studien hat man solchen Patienten deshalb entsprechende Präparate, zum Beispiel Propionat, gegeben und konnte bei ihnen ein Nachlassen der Krankheitsaktivität und auch eine signifikante Verringerung der Häufigkeit von Schüben beobachten.

Vitamin D_3

Auch die antientzündlichen Wirkungen des Vitamin D_3 haben wir bereits eingehend beleuchtet. Für die Multiple Sklerose existieren spezielle Forschungen, die sich mit diesem Vitamin beschäftigen: Der Spiegel des Vitamin D_3 im Blut spielt ganz offensichtlich insbesondere bei Multiple-Sklerose-Kranken eine große Rolle. So stellte man fest, dass bei Menschen, die die ersten 15 Lebensjahre in einem Land mit gemäßigtem Klima verbringen, in dem die Sonneneinstrahlung nur unzureichend zur Bildung von Vitamin D_3 in der Haut führt, die Krankheit bei 1 von 2000 Personen auftritt, dagegen nur bei 1 von 10000, wenn die ersten 15 Lebensjahre in tropischem Klima mit günstiger Sonneneinstrahlung verbracht werden. Diese Beobachtung ergibt Sinn, weil Vitamin D_3 an der Funktion des Immunsystems beteiligt ist. Aus diesem Grund sollte Vitamin D_3 in Ländern mit gemäßigtem Klima, wie beispielsweise in Europa, sowohl zur Vorbeugung als auch zur Behandlung der Multiplen Sklerose eingenommen werden. Denn man sieht bei niedrigen D_3-Spiegeln stärkere Symptome und häufigere Schübe als bei hohen Spiegeln.

Vielleicht hängen die oben geschilderten Beobachtungen mit einer erstaunlichen Wirkung des Vitamin D_3 zusammen: Bei der Multiplen Sklerose sind Amyloidablagerungen im Gehirn charakteristisch. Nun haben Wissenschaftler herausgefunden, dass Vitamin D_3 sogar den Abbau dieser Amyloide fördert.[32]

Vitamin A

Ganz besonders Patienten mit Multipler Sklerose profitieren von einer Vitamin-A-Substitution. Durch Vitamin A wird eine Hemmung der entzündungsfördernden T-Zell-Reaktionen hervorgerufenen, v. a. der der pathogenen TH17-Zellen, die maßgeblich das Ausmaß einer Entzündung mitbestimmen.[33]

Quercetin und Ubiquinon (Q10)

Die beiden Antioxidantien Quercetin und Ubiquinon entfalten ebenfalls sehr gute antientzündliche Wirkungen. Auch für die Multiple Sklerose liegen hierfür aussagekräftige Studien vor.[34]

Kuhmilch meiden

Die Multiple Sklerose wird des Öfteren durch Kreuzreaktionen hervorgerufen, die durch eine Abwehrreaktion auf Bestandteile der Kuhmilch zurückzuführen sind – die Antigene bestimmter Kuhmilchproteine ähneln bei entsprechender genetischer Veranlagung bei einigen Personen sehr denen ihrer Myelinscheiden, der Nervenschutzhüllen. Das Immunsystem greift dann nicht nur Milchbestandteile an, sondern auch die Nervenhüllen, es kommt somit zur Multiplen Sklerose! Daher sollte man sich bei dieser Erkrankung unbedingt auf eine Kuhmilchunverträglichkeit testen lassen und dann absolut auf Kuhmilch und Kuhmilchprodukte verzichten! Genaueres dazu erfahren Sie im Kapitel über die Ernährung (Seite 88).

Vermeiden von Schwermetallbelastungen

Gerade für die Multiple Sklerose hat man deutliche Zusammenhänge zwischen Belastungen mit Quecksilber und anderen toxischen Metallen und dem Auftreten dieser Erkrankung festgestellt. Den Grund dafür sehen die Forscher in der mitochondrienschädigenden Auswirkung von Schwermetallen.[35]

Patienten mit Multipler Sklerose sollten unbedingt eventuell vorhandene toxische Metalle aus dem Körper entfernen. Hierzu bietet sich eine Chelatierung an, über die Sie alles bitte im Abschnitt »Entgiftung« (Seite 106) nachlesen.

Insbesondere bei Multipler Sklerose kann eine unterstützende Therapie der Mitochondrien nützlich sein, wie sie im Abschnitt »Optimierung der Mitochondrienfunktion« (Seite 104) beschrieben wird.

Hitze meiden

Viele Menschen mit Multipler Sklerose beobachten bei Hitze eine Verschlimmerung ihrer Erkrankung. Das muss keineswegs an einem durch Hitze erzeugten neuen Krankheitsschub liegen. Die für die Multiple Sklerose typischen Sklerosen, also Narben im Gehirn und im Rückenmark, die sich infolge von Entzündungen gebildet haben, können bei höherer Körpertemperatur die auf den geschädigten Nerven ankommenden Impulse noch schlechter weiterleiten, als sowieso schon. Dadurch ergibt sich eine Verstärkung der Symptomatik. Nach dem Abkühlen des Körpers kommt es wieder zu einer verbesserten Leitfähigkeit in den betroffenen Nerven und damit zu einer Besserung. Dies bezeichnet man als Pseudoschub oder auch als »Uhthoff-Phänomen«, da es erstmalig von dem Augenarzt Wilhelm Uhthoff beschrieben wurde. Meiden Sie als Betroffener also Hitze!

Myasthenia gravis

Operative Entfernung der Thymusdrüse

Nicht in allen, aber in vielen Fällen kann durch die operative Entfernung der Thymusdrüse sogar eine Heilung der Myasthenia gravis herbeigeführt werden! Denn es scheint, dass bei dieser Autoimmunerkrankung die Antikörperbildung aus noch nicht geklärten Gründen fast ausschließlich im Thymus stattfindet.

Eine Entfernung des Thymus sollte bei Myasthenia gravis – wenn eine vergrößerte Drüse vorliegt – auf jeden Fall schon deswegen erwogen werden, weil sich ansonsten daraus im Verlauf der Erkrankung ein Thymustumor entwickeln kann.

Medikamente, die den Abbau von Acetylcholin hemmen

Medikamente, die den Abbau des Neurotransmitters Acetylcholin hemmen, sollen durch den verminderten Abbau von Acetylcholin im synaptischen Spalt, wo es für die Signalübertragung zum Muskel sorgt, für ein höheres Angebot dieses Botenstoffes sorgen. Dadurch wird mehr Wirkung am Muskel erzielt. Solche Medikamente helfen anfangs zwar, können aber auf Dauer keine wirklich anhaltende Besserung bringen, weil die Rezeptoren für Acetylcholin am Muskel durch Antikörper immer mehr zerstört werden. Dadurch können dann auch höhere Spiegel dieses Botenstoffes keine Wirkung mehr entfalten, weil die nötigen Rezeptoren fehlen.

Hashimoto-Thyreoiditis und Morbus Basedow

Selen

Bei Autoimmunerkrankungen der Schilddrüse scheint das Spurenelement Selen eine ganz besondere Fähigkeit zu haben, erhöhte Antikörperspiegel zu senken und dadurch den Verlauf von Hashimoto-Thyreoiditis und Morbus Basedow zu verlangsamen. Hier sind 300 µg Selen pro Tag empfehlenswert; als Natriumselenit bitte nicht gleichzeitig mit Vitamin C einnehmen! Selenmethionin mit Vitamin C ist dagegen kein Problem.

Jod

Bei Hashimoto-Thyreoiditis – und nur bei dieser! – kann man bei einer Unterfunktion, also dann, wenn zu wenig Schilddrüsenhormone gebildet werden, vorsichtig mit der Einnahme von Jodtabletten in niedriger Dosierung versuchen, die Hormonsynthese anzuregen. Dabei ist die Zusammenarbeit mit Ihrem Hausarzt auf jeden Fall anzuraten.

Bitte auf keinen Fall bei Morbus Basedow Jod einnehmen, denn hier liegt eine Überfunktion der Schilddrüse vor, die durch eine Jodzufuhr entgleisen könnte!

Psoriasis

Beeinflussung über die Psyche

Auch bei Psoriasis zeigen Studien gehäuft Zusammenhänge mit emotionalem Ungleichgewicht wie beispielsweise unterdrückten Aggressionen, Ärger und Stress. Weitere Infomrationen gibt es im Abschnitt »Beeinflussung der Aktivität von Autoimmunerkrankungen über die Psyche« (Seite 122).

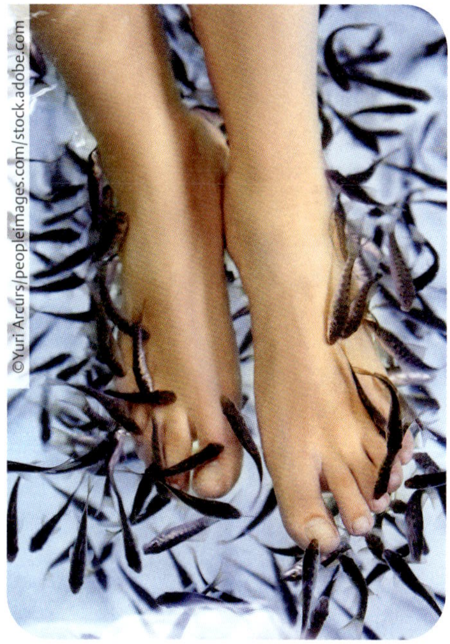

Kangalfische knabbern verhornte Hautstellen ab.

Kangalfische

Um überschießende Verhornungen in den Griff zu bekommen, bedienen sich einige Psoriasis-Patienten der Hilfe von Kangalfischen. Diese Fischchen knabbern unter natürlichen Gegebenheiten Algen zum Beispiel an Steinen ab. Diese Eigenschaft kann man sich zunutze machen, indem man den Kangalfischen verhornte Hautareale in einem Becken mit Wasser oder in der Badewanne bietet – die Fischchen beginnen dann, die Hautschuppen abzuknabbern. In der Medizinischen Zeitschrift »Evidence-based Complementary and Alternative Medicine« wurde 2006 eine Studie veröffentlicht, die zeigte, dass das Abtragen von hyperkeratotischen Plaques (überstarker Verhornung) durch die Fische durchaus funktioniert; allerdings kombinierte man die Fisch-Therapie in der Studie mit einer Bestrahlung der Haut mit UV-A-Licht.[36]

Achtung

Gegen eine Anwendung dieser Fische in öffentlichen, allgemein zugänglichen Studios mit Fischbecken, deren Benutzung man mieten kann, spricht die Gefahr einer Übertragung von infektiösen Erregern durch die Fische von einem Menschen auf den anderen. Das gilt ganz besonders bei Psoriasis-Patienten, weil bei ihnen in den Psoriasis-Plaques oft auch offene Wunden vorliegen, die dann schnell als Eintrittspforte für Erreger dienen.

Lupus erythematodes

Vitamin A

Lupus-erythematodes-Patienten scheint die Supplementierung mit Vitamin A ganz besonders anzuraten zu sein: Forscher haben beobachtet, dass zumindest beim systemischen Lupus erythematodes die Krankheitsaktivität bei erhöhten Vitamin-A-Spiegeln abnimmt.[37]

Beeinflussung über die Psyche

Für den systemischen Lupus erythematodes hat man ebenfalls Zusammenhänge zwischen Psyche und Entzündungsaktivität festgestellt: Auch hier spielt wohl die Unterdrückung von Aggressionen eine Rolle (Aggression wird nach innen verbannt, nicht nach außen ausgedrückt = Autoaggression. Das unterstützt eventuell die Autoimmunkrankheit mit ihrer zerstörerischen Wirkung.). Bei Lupus-erythematodes-Patienten stellt man den Forschern zufolge zusätzlich oft einen starken Drang nach körperlicher Aktivität und Unabhängigkeit fest. Überdurchschnittlich häufig treten Lupus-Erkrankungen nach Ehescheidungen oder dem Verlust eines geliebten Menschen auf oder verschlimmern sich infolgedessen.[38]

Eine Psychotherapie, um Erlebtes zu verarbeiten, kann den Kranken dabei helfen, die Entzündungsaktivitäten im Körper zu reduzieren.

Colitis ulcerosa und Morbus Crohn

Ernährung

Meiden Sie, wenn Sie an diesen Krankheiten leiden, Wurst und fetten Käse, in Öl gebackene Speisen, Geräuchertes oder Gepökeltes und essen Sie insgesamt sehr wenig Fleisch. Gut sind warmes Wasser ohne Kohlensäure und warme Kräutertees, die über den Tag verteilt getrunken werden.

Darmflora-Aufbau

Ein Darmfloraaufbau und die Ernährung mit probiotischen und präbiotischen Nahrungsmitteln, wie im Abschnitt »Beeinflussung des Entzündungsgeschehens über den Darm« (Seite 110) beschrieben, ist ganz besonders bei diesen beiden

Erkrankungen dringend zu empfehlen. Das Gleiche gilt für die Austestung von Nahrungsmittelunverträglichkeiten, also IgG-vermittelten Abwehrreaktionen gegen Lebensmittel, um ein eventuelles Leaky-Gut-Syndrom günstig zu beeinflussen, das bei diesen beiden Krankheiten eigentlich immer vorliegt!

Weihrauch

Die bereits beschriebene antientzündliche Wirkung des indischen Weihrauchs, der Boswellia serrata, kommt speziell auch im Darm zur Wirkung. Man nimmt ihn in Kapseln zu sich, je nach Präparat 2- bis 3-mal täglich. Vorsichtshalber sollte man anfangs mit nur 1 Kapsel (400 mg/Tag) probieren, ob man das Präparat verträgt.

Reiswaschwasser-Trinkkur und Reisjoghurt

Aus der Erfahrungsheilkunde und aus dem Ayurveda stammen zwei Maßnahmen gegen Durchfall:

- die Reiswaschwasser-Trinkkur: Geben Sie 3 Liter warmes Wasser zu 1 kg Bio-Reis, weichen Sie den Reis 5 Minuten in diesem Wasser ein und rühren Sie ihn dabei mehrfach um. Danach gießen Sie das »Waschwasser« in eine große Teekanne ab und trinken diese Flüssigkeit lauwarm über den Tag verteilt, beispielsweise jede Stunde eine Tasse.
- Reisjoghurt: 1Tasse noch warmen, frisch gekochten Reis in 3 Esslöffel griechischen Joghurt einrühren, mit ein wenig Salz essen.

Uzara-Wurzelextrakt

Ausgesprochen gut hilft gegen Durchfall auch der Extrakt aus der Uzara-Wurzel, die in Südafrika beheimatet ist. Diesen Extrakt bekommt man in der Apotheke in Form von Tropfen, Säften oder auch Kapseln.

Feuchte Wärme

Gegen Darmkrämpfe hilft feuchte Wärme, denn sie entspannt die verkrampfte Muskulatur im Magen-Darm-Bereich. Nehmen Sie eine Viertelstunde lang ein angenehm warmes Bad oder legen Sie sich eine heiße Wärmflasche, die Sie in feuchte Tücher einhüllen, auf den Bauch.

Schritt für Schritt zu mehr Wohlbefinden

Nicht wenige Patienten fühlen sich aufgrund der Bandbreite an therapeutischen Optionen geradezu »erschlagen«. Dieses Kapitel hilft Ihnen bei der Entscheidung.

Ist erst einmal der Entschluss getroffen, Naturheilkunde in den Behandlungsplan zu integrieren, tauchen ganz schnell Fragen auf, wie »All das soll man jetzt machen?«, »Alles auf einmal oder nacheinander?«, »Und wo fange ich dann an?« und »Vertragen sich vielleicht einige Maßnahmen nicht miteinander?«

Haben Sie Geduld

Bitte führen Sie, egal für welche naturheilkundlichen Interventionen Sie sich entscheiden, unbedingt zunächst die schulmedizinischen Therapien fort! So wirkungsvoll die Naturheilmittel auch sind, sie brauchen in den allermeisten Fällen eine Weile, bis ihre Wirkung spürbar wird, teilweise mehrere Wochen. Man greift mit ihnen in natürliche Stoffwechsel- und Reparaturprozesse des Organismus ein, deren Umstellung einige Zeit in Anspruch nimmt. Haben Sie deshalb etwas Geduld, sollte eine Methode nicht sofort anschlagen. Es wäre schade, wenn Sie den beginnenden Regulationsvorgängen nicht genügend Zeit geben und zu früh den Glauben daran verlieren würden!

Bei vielen Autoimmunerkrankungen sind die Zerstörungskräfte der fehlerhaft gebildeten Autoantikörper derartig stark, dass sie sehr viel im Körper irreversibel kaputt machen würden, wenn sie nicht mehr durch die bisherige schulmedizinische Therapie in Schach gehalten werden, bis die naturheilkundliche Therapie wirkt.

Nachdem Sie mehrere Wochen lang natürliche Mittel angewendet haben, können Sie bei Ihrem Arzt die für Ihre Autoimmunerkrankung typischen Entzündungsparameter im Blut bestimmen lassen. Je nachdem, wie diese ausfallen, kann dann unter ärztlicher Aufsicht versucht werden, die schulmedizinische Therapie sehr langsam zu reduzieren. Es muss sich also um ein überlappendes Vorgehen handeln.

Danach sollte zunächst engmaschig kontrolliert werden, ob die Entzündungsaktivität nach der Reduktion der bisherigen Medikamente wieder zunimmt oder aber sich sogar weiter beruhigt – entsprechend der Reaktion im Körper muss das weitere Vorgehen gestaltet werden.

Oft – aber leider nicht immer – kann die Menge an schulmedizinischen Mitteln tatsächlich deutlich herabgesetzt werden, die durch sie ausgelösten Nebenwirkungen folglich ebenso!

Noch einmal, weil es so wichtig ist: Nur durch ein ineinandergreifendes Anwenden beider Therapierichtungen, der schulmedizinischen und der naturheilkundlichen, können Gewebsschäden verhindert werden.

Bei Befolgen dieses Ratschlages kann man durch das Hinzuziehen von Naturheilmitteln zweierlei erreichen:

- eine weitergehende Reduktion von Schäden an körpereigenen Strukturen, die von Autoantikörpern angegriffen werden, durch die zusätzliche natürliche Dämpfung der Entzündungsvorgänge;
- durch das Herabsetzen der schulmedizinischen Medikamente eine Reduktion von Schäden, die als unvermeidliche Nebenwirkungen durch die Glukokortikoide und Immunsuppressiva der konventionellen Therapie hervorgerufen und bis zu einem gewissen Maß vom Patienten in Kauf genommen werden müssen.

Schrittweises Vorgehen

Zu Beginn ist es ratsam, die Möglichkeiten zu nutzen, die sich aus der Ernährung und der Beeinflussung des Säure-Basen-Haushalts ergeben. Das hört sich fast zu einfach an – aber man kann hiermit schon sehr, sehr viel erreichen!

Suchen Sie sich unter diesen Empfehlungen ein paar Maßnahmen heraus, die Sie für sich als stimmig empfinden, und beginnen Sie damit. Die bei den einzelnen Maßnahmen gegebenen Begründungen werden Ihnen bei der Auswahl helfen. Versuchen Sie, für ein paar Wochen die Methoden Ihrer Wahl möglichst konsequent durchzuziehen, nur dann können Sie feststellen, ob es in Ihrem Fall etwas bewirkt! Vielleicht fügen Sie nach einer gewissen Zeit, in der Sie sich an die ersten Umstellungen gewöhnt haben, weitere Ernährungsänderungen hinzu, um schneller voranzukommen.

Setzen Sie sich dabei nicht zu sehr unter Druck: Eingeschleifte Gewohnheiten zu ändern, ist wirklich schwer! Gehen Sie langsam vor, sonst halten Sie womöglich nicht bis zu einer Gesundheitsverbesserung durch. Sobald Sie sich aber etwas besser fühlen, wird es viel leichter: Wenn Schmerzen nachlassen, Durchfälle aufhören, Bewegungen leichterfallen, Schübe der Erkrankung seltener auftreten usw., dann möchte man das Erreichte nicht wieder hergeben und hält sich automatisch auch an Dinge, die man eigentlich nicht so gerne macht.

Wenn Sie noch mehr durchführen wollen oder aber über eine eventuell bereits eingetretene Verbesserung hinaus noch mehr erreichen wollen, wäre als nächster Schritt die Hinzunahme von Therapien mit Vitaminen und Spurenelementen und Methoden der Entgiftung zu empfehlen. Hierzu finden Sie viele Vorschläge im Kapitel »Die besten Therapien« (Seite 76). Auch die Angebote aus der Phytotherapie bergen enormes Potenzial! Arbeiten Sie sich einfach nach und nach durch die Empfehlungen.

Mitochondriale Medizin

Eine ausgesprochen spezielle Art der Therapie mit Vitaminen und Spurenelementen ist die Unterstützung der Mitochondrien. Dass man auch schwere Krankheiten mit Vitaminen & Co. sehr günstig beeinflussen kann, ist eine Erkenntnis, die sich in den letzten Jahrzehnten immer mehr durchgesetzt hat: Die Wissenschaft der Mitochondrialen Medizin befasst sich mit den ursächlichen Hintergründen für Krankheiten, die in den kleinsten Einheiten der Organe und Gewebe, den einzelnen Zellen und deren Zellorganellen, liegen. Hier kann man auf Zellebene mit Vitaminen und Spurenelementen in Stoffwechselvorgänge eingreifen, um auf Erkrankungen positiv einzuwirken.

Diese Art der Therapie ist allerdings aufwendig, da man dafür etliche Naturheilmittel über einen längeren Zeitraum zusammen einnehmen muss. Es handelt sich hierbei um ein geschlossenes Gesamtkonzept, deshalb sollte dabei nicht ausgesucht werden, welche Mittel man bevorzugt, sondern es sollten in diesem Fall alle einzelnen aufgeführten Substanzen ausnahmslos gemeinsam verabreicht werden! Die mitochondrialen Mittel arbeiten nur als synergistische Einheit zusammen richtig gut.

Wenn Sie den Aufwand nicht scheuen, wird Ihr Körper es Ihnen in den allermeisten Fällen danken. Sie haben hiermit die Chance, nicht nur die Symptomatik Ihrer Erkrankung positiv zu beeinflussen, sondern darüber hinaus Ihr gesamtes Energieniveau durch die vermehrte Bildung von Adenosintriphosphat, dem »Zellbrennstoff«, zu steigern. Im Kapitel »Optimierung der Mitochondrienfunktion« (Seite 104) können Sie dazu alles nachlesen.

Ein absolutes »Muss« ist die Sanierung des Darms

Zu allem, was Sie durchführen, gehört unbedingt die Beeinflussung des Immunsystems über den Darm! Im entsprechenden Kapitel (Seite 110) wird Ihnen genau gesagt, was Sie dafür tun müssen. Es handelt sich hierbei um eine kurze, einfache Maßnahme, da sie nur kurmäßig über einen begrenzten Zeitraum erfolgt. Wie wichtig gerade diese Maßnahme ist, stellt sich in den letzten Jahren in den Universitäten bei entsprechenden Studien immer mehr heraus. Wiederholen Sie eine solche Darmsanierung bitte ein bis zweimal im Jahr.

Dosierungen in der Naturheilkunde

Bezüglich der Dosierung von Vitaminen und Spurenelementen bedenken Sie bitte, dass die offiziellen Empfehlungen dafür der Vorbeugung von Mangelzuständen beim Gesunden dienen. Um bestimmte Erkrankungen positiv zu beeinflussen, braucht es aber oft deutlich mehr davon. Daher überschreiten die im Text angegebenen Mengen manchmal die offiziellen Empfehlungen, wobei allerdings immer auf die Dosierungen zurückgegriffen wird, die sich in Studien als hilfreich bei bestimmten Krankheiten gezeigt haben.

Ergänzende Maßnahmen

Über die oben bereits genannten Therapien hinaus können Sie sich beim Stöbern in den zusammengestellten Therapieoptionen ergänzende Methoden aussuchen, die ebenfalls oft sehr viel Nutzen bringen. So beispielsweise die Traditionelle Chinesische Medizin, die nicht nur aus Akupunktur besteht. Achten Sie bei der Auswahl der TCM-Therapeutin oder des Therapeuten auf die Qualifikation: auf der sicheren Seite sind Sie, wenn eine bestandene TCM-Facharzt-Prüfung bei der Landesärztekammer vorgelegt werden kann.

Verträglichkeit der einzelnen Maßnahmen untereinander

Sie können alle naturheilkundlichen Vorschläge miteinander kombinieren! Seltene Einschränkungen werden im Text deutlich gemacht, so beispielsweise beim Selen, das als Natriumselenit nicht gleichzeitig mit Vitamin C eingenommen werden sollten, weil sie chemisch miteinander reagieren und das Selen dann nur vermindert aus dem Darm resorbiert werden kann. Das birgt keine Gefahr für den Patienten, ist nicht schädlich, aber Sie haben dann weniger von der Einnahme, weil die Mittel dem Organismus nur reduziert zur Verfügung gestellt werden. Es ist deshalb ratsam, diese zwei Mittel voneinander getrennt über den Tag verteilt zu schlucken oder auf Selenmethionin auszuweichen.

Quellenangaben

1 Simm B. Die Rolle Natürlicher Killerzellen in der Autoimmunität am Beispiel der Rheumatoiden Arthritis [Dissertation]. München: LMU München, Fakultät für Biologie; 2008. DOI: 10.5282/edoc.9337

2 Wilck N, Matus MG, Kearney SM et al. Salt-responsive gut commensal modulates TH17 axis and disease. Nature 2017; 551 (7682): 585–589. DOI: 10.1038/nature24628; Martinez JE et al. Unhealthy Lifestyle and Gut Dysbiosis: A better understanding of the effects of poor diet and nicotine on the intestinal microbiome. Front Endocrinol (Lausanne) 2021; 12: 667066

3 Mohajeri MH et al. Relationship between the gut microbiome and brain Function. Nutr Rev 2018; 76 (7): 481–496

4 Colon MA, Bird AR. The impact of diet and lifestyle on gut microbiota and human health. Nutrients 2014; 7 (1): 17–44

5 Martinez JE et al. Unhealthy Lifestyle and Gut Dysbiosis: A better understanding of the effects of poor diet and nicotine on the intestinal microbiome. Front Endocrinol (Lausanne) 2021; 12: 667066

6 Kiviniemi P. Emotions and personality in rheumatoid arthritis. A control study. Scand J Rheumatol Suppl 1977; (18): 1–132

7 Cutolo M, Trombetta AC. Neuroendocrine Involvement in Immune-Mediated Rheumatic Diseases. In: Portincasa, P., Frühbeck, G., Nathoe, H. (eds) Endocrinology and Systemic Diseases. Endocrinology 2020. DOI: 10.1007/978-3-319-66362-3_9-1

8 Colombo MG, Wetzel AJ, Haumann H et al. Polymyalgia Rheumatica. Dtsch Arztebl Int 2022 Jun 17;119 (24): 411–417. DOI: 10.3238/arztebl.m2022.0218

9 McClary AR, Meyer AR, Meyer E et al. Observations on the role of the mechanism of depression in some patients with disseminated lupus erythematosus. Psychosom Med 1955; 17 (4): 311–321. DOI: 10.1097/00006842-195507000-00006

10 Adam O. Pathophysiologie der Entzündung. Schweizer Zeitschrift für Ernährungsmedizin 2013; 1: 6–10

11 Chunder R, Weier A, Mäurer H et al. Antibody cross-reactivity between casein and myelin-associated glycoprotein results in central nervous system demyelination. Proc Natl Acad Sci U S A 2022;119 (10): e2117034119. DOI: 10.1073/pnas.2117034119

12 Hochrein SM, Wu H, Eckstein M et al. The glucose transporter GLUT3 controls T helper 17 cell responses through glycolytic-epigenetic reprogramming. Cell Metab 2022;34 (4): 516–532.e11. DOI: 10.1016/j.cmet.2022.02.015

13 Hagel AF, Layritz CM, Hagel WH et al. Intravenous infusion of ascorbic acid decreases serum histamine concentrations in patients with allergic and non-allergic diseases. Naunyn Schmiedebergs Arch Pharmacol 2013; 386 (9): 789–793. DOI: 10.1007/s00210-013-0880-1; Jiang L, Diaz PT, Best TM et al. Molecular characterization of redox mechanisms in allergic asthma. Ann Allergy Asthma Immunol 2014;113 (2): 137–142. DOI: 10.1016/j.anai.2014.05.030; Bayer W, Schmidt K. Besteht in Mitteleuropa ein endemischer Vitamin-D-Mangel? EHK 2004; 53: 610–614; Gröber U, Holick MF. Vitamin D: Die Heilkraft des Sonnenvitamins. 2. Auflage. Stuttgart: Wissenschaftliche Verlagsgesellschaft; 2013

14 Gröber U, Holick MF. Vitamin D: Die Heilkraft des Sonnenvitamins. 2. Auflage. Stuttgart: Wissenschaftliche Verlagsgesellschaft; 2013

15 Grund JC, Krammer S, Yang Z, Mitländer H, Rauh M, Zirlik S, Kiefer A, Zimmermann T, Rieker RJ, Geppert CI, Papadopoulos NG et al. Vitamin D3 resolved human and experimental asthma via B lymphocyte-induced maturation protein 1 in T cells and innate lymphoid cells. J Allergy Clin Immunol Glob 2023;2 (3): 100099. DOI: 10.1016/j.jacig.2023.100099

16 Bayer W, Schmidt K. Besteht in Mitteleuropa ein endemischer Vitamin-D-Mangel? EHK 2004; 53: 610–614

17 Springer Medizin. Vitamin-C-Mangel – auch in der Gegenwart eine Herausforderung. Geriatr Rep 2018; 13: 48: DOI: doi.org/10.1007/s42090-018-0086-2

18 Yosaee S, Akbari Fakhrabadi M, Shidfar F. Positive evidence for vitamin A role in preven-

tion of type 1 diabetes. World J Diabetes 2016; 7 (9):177–188. DOI: 10.4239/wjd.v7.i9.177

19 Clergeaud G, Dabbagh-Bazarbachi H, Ortiz M, Fernández-Larrea JB, O'Sullivan CK. A simple liposome assay for the screening of zinc ionophore activity of polyphenols. Food Chem. 2016;197 (Pt A): 916–23. DOI: 10.1016/j.foodchem.2015.11.057

20 Runow KD. Nervenschutz durch Entgiftung. Mein Buch; 2005

21 Nicolson GL. Mitochondrial dysfunction and chronic disease: treatment with natural supplements. Altern Ther Health Med 2014; 20 Suppl 1:18–25

22 Runow KD. Nervenschutz durch Entgiftung. Mein Buch; 2005

23 Henz D, Schöllhorn WI, Poeggeler B. Mobile Phone Chips Reduce Increases in EEG Brain Activity Induced by Mobile Phone-Emitted Electromagnetic Fields. Front Neurosci 2018; 12: 190. DOI: 10.3389/fnins.2018.00190

24 Izcue A, Coombes JL, Powrie F. Regulatory lymphocytes and intestinal inflammation. Annu Rev Immunol. 2009; 27:313–38. DOI: 10.1146/annurev.immunol.021908.132657); Izcue A, Coombes JL, Powrie F. Regulatory T cells suppress systemic and mucosal immune activation to control intestinal inflammation. Immunol Rev 2006; 212: 256. DOI: 10.1038/518S3a 271. DOI: 10.1111/j.0105–2896.2006.00423.x

25 Velasquez-Manoff M. Gut microbiome: the peacekeepers. Nature 2015; 518 (7540): S3–11. DOI: 10.1038/518S3a; Universitätsklinikum Freiburg. Darmbakterien sorgen für gesundes Gehirn. Im Internet: www.uniklinik-freiburg.de/presse/pressemitteilungen/detailansicht/490-darmbakterien-sorgen-fuer-gesundes-gehirn.html (Stand: 09.12.2024); Max-Planck-Gesellschaft. Zwillingsstudie: Natürliche Darmflora kann Multiple Sklerose auslösen. Im Internet: www.mpg.de/11471454/zwillingsstudie-multiple-sklerose (Stand: 09.12.2024); Stetka B. Could Multiple Sklerosis begin in the gut? Im Internet: www.scientificamerican.com/article/could-multiple-sclerosis-begin-in-the-gut/ (Stand: 09.12.2024)

26 Berggren A, Lazou Ahrén I, Larsson N et al. Randomised, double-blind and placebo-controlled study using new probiotic lactobacilli for strengthening the body immune defence against viral infections. Eur J Nutr 2011; 50 (3): 203–210. DOI: 10.1007/s00394–010–0127–6; Davidson LE, Fiorino AM, Snydman DR et al. Lactobacillus GG as an immune adjuvant for live-attenuated influenza vaccine in healthy adults: a randomized double-blind placebo-controlled trial. Eur J Clin Nutr 2011; 65 (4): 501–507. DOI: 10.1038/ejcn.2010.289

27 Prothero L, Barley E, Galloway J et al. The evidence base for psychological interventions for rheumatoid arthritis: A systematic review of reviews. Int J Nurs Stud 2018; 82: 20–29. DOI: 10.1016/j.ijnurstu.2018.03.008; Davis MC, Zautra AJ, Younger J et al. Chronic stress and regulation of cellular markers of inflammation in rheumatoid arthritis: implications for fatigue. Brain Behav Immun 2008; 22 (1): 24–32. DOI: 10.1016/j.bbi.2007.06.013

28 Nelson J, Sjöblom H, Gjertsson I et al. Do Interventions with Diet or Dietary Supplements Reduce the Disease Activity Score in Rheumatoid Arthritis? A Systematic Review of Randomized Controlled Trials. Nutrients. 2020; 12 (10): 2991. DOI: 10.3390/nu12102991

29 Schäfer A, Chovanová Z, Muchová J et al. Inhibition of COX-1 and COX-2 activity by plasma of human volunteers after ingestion of French maritime pine bark extract (Pycnogenol). Biomed Pharmacother 2006; 60 (1): 5–9. DOI: 10.1016/j.biopha.2005.08.006; Farid R et al. Pycnogenol supplementation reduces pain and stiffness and improves physical function in adults with knee osteoarthritis. Nutr Res 2007: 27: 692–697; Canali R, Comitato R, Schonlau F et al. The anti-inflammatory pharmacology of Pycnogenol in humans involves COX-2 and 5-LOX mRNA expression in leukocytes. Int Immunopharmacol 2009; 9 (10): 1145–1149. DOI: 10.1016/j.intimp.2009.06.001; Belcaro G, Cesarone MR, Errichi S, Zulli C, Errichi BM, Vinciguerra G, Ledda A, Di Renzo A, Stuard S, Dugall M, Pellegrini L et al. Variations in C-reactive protein, plasma free radicals and fibrinogen values in patients with osteoarthritis treated with Pycnogenol. Redox Rep 2008;13 (6): 271–276. DOI: 10.1179/135100008X309019

30 Kiviniemi P. Emotions and personality in rheumatoid arthritis. A control study. Scand J Rheumatol Suppl 1977; (18): 1–132

31 Cutolo M, Trombetta AC. Neuroendocrine Involvement in Immune-Mediated Rheumatic Diseases. In: Portincasa, P., Frühbeck, G., Nathoe, H. (eds) Endocrinology and Systemic Diseases. Endocrinology 2020. DOI: 10.1007/978–3-319–66362–3_9–1

32 Munger KL, Hongell K, Åivo J et al. 25-Hydroxyvitamin D deficiency and risk of MS among women in the Finnish Maternity Cohort. Neurology 2017; 89 (15): 1578–1583. DOI: 10.1212/WNL.0000000000004489

33 Xiao S, Jin H, Korn T et al. Retinoic acid increases Foxp3+ regulatory T cells and inhibits development of Th17 cells by enhancing TGF-beta-driven Smad3 signaling and inhibiting IL-6 and IL-23 receptor expression. J Immunol 2008; 181 (4): 2277–2284. DOI: 10.4049/jimmunol.181.4.2277

34 Sanoobar M, Eghtesadi S, Azimi A et al. Coenzyme Q10 supplementation ameliorates inflammatory markers in patients with multiple sclerosis: a double blind, placebo, controlled randomized clinical trial. Nutr Neurosci 2015; 18 (4): 169–176. DOI: 10.1179/1476830513Y.0000000106; Ahmadi L, Eskandari N, Ghanadian M et al. The Immunomodulatory Aspect of Quercetin Penta Acetate on Th17 Cells Proliferation and Gene Expression in Multiple Sclerosis. Cell J 2023; 25 (2): 110–117. DOI: 10.22074/cellj.2022.557560.1073

35 Bagasra O, Michaels FH, Zheng YM et al. Activation of the inducible form of nitric oxide synthase in the brains of patients with multiple sclerosis. Proc Natl Acad Sci U S A 1995; 92 (26): 12041–12045. DOI: 10.1073/pnas.92.26.12041; Johnson AW, Land JM, Thompson EJ et al. Evidence for increased nitric oxide production in multiple sclerosis. J Neurol Neurosurg Psychiatry 1995; 58 (1): 107. DOI: 10.1136/jnnp.58.1.107; Regenold WT, Phatak P, Makley MJ et al. Cerebrospinal fluid evidence of increased extra-mitochondrial glucose metabolism implicates mitochondrial dysfunction in multiple sclerosis disease progression. J Neurol Sci 2008;275 (1–2):106–112. DOI: 10.1016/j.jns.2008.07.032

36 Grassberger M, Hoch W. Ichthyotherapy as alternative treatment for patients with psoriasis: a pilot study. Evid Based Complement Alternat Med 2006;3 (4): 483–488. DOI: 10.1093/ecam/nel033.

37 Fettouh DS, Saif DS, El Gazzar SF et al. Study the relationship between vitamin A deficiency, T helper 17, regulatory T cells, and disease activity in patients with systemic lupus erythematosus. Egypt Rheumatol Rehabil 2019; 46: 244–250. DOI: doi.org/10.4103/err.err_5_19

38 McClary AR, Meyer AR, Meyer E et al. Observations on the role of the mechanism of depression in some patients with disseminated lupus erythematosus. Psychosom Med 1955; 17 (4): 311–321. DOI: 10.1097/00006842–195507000–00006

Stichwortverzeichnis

T

Liebe Leserin, lieber Leser,

hat Ihnen dieses Buch weitergeholfen? Für Anregungen, Kritik, aber auch für Lob sind wir offen.
So können wir in Zukunft noch besser auf Ihre Wünsche eingehen.
Schreiben Sie uns, denn Ihre Meinung zählt!

Ihr TRIAS Verlag

kundenservice.thieme.de | Lektorat TRIAS Verlag, Postfach 30 05 04, 70445 Stuttgart

/trias.tut.mir.gut /trias_verlag /triasverlag www.trias-verlag.de/newsletter

Bibliografische Information der Deutschen Nationalbibliothek
Die Deutsche Nationalbibliothek verzeichnet diese Publikation in der Deutschen Nationalbibliografie; detaillierte bibliografische Daten sind im Internet über dnb.d-nb.de abrufbar.

Programmplanung: Katja Liese
Projektmanagement: Anja Bippus
Redaktion: Inez Ulrich
Bildredaktion: Marie Crämer
Umschlaggestaltung: © Thieme
Layout: CYCLUS · Visuelle Kommunikation, Stuttgart

Bildnachweis:
Covermotiv und Bild S. 3: Pflanze © zuki-uki/stock.adobe.com, Hand © bsd studio/stock.adobe.com – composed & edited by Thieme
Autorinnenfoto: © Dr. Heinz-Joachim Fröhlich
Fotos im Innenteil: S. 73 © Olena Rudo/stock.adobe.com, S. 88 © B.G. Photography/stock.adobe.com, S. 103 © Ju_see/stock.adobe.com, S. 121 © marilyn barbon/stock.adobe.com, S. 129 © Anastasiia Krivenok/stock.adobe.com, S. 131 © Pixel-Shot/stock.adobe.com, S. 135 © Yuri Arcurs/peopleimages.com/stock.adobe.com
Zeichnungen: Susi Schaaf, Bellheim

1. Auflage 2025

TRIAS Verlag in Georg Thieme Verlag KG
Oswald-Hesse-Straße 50, 70469 Stuttgart

Satz und Repro: Fotosatz Buck, Kumhausen
Druck: AZ Druck und Datentechnik GmbH, Kempten

Gedruckt auf chlorfrei gebleichtem Papier
Printed in Germany

ISBN 978-3-432-11967-0
eISBN (ePub) 978-3-432-11968-7

1 2 3 4 5 6

FSC www.fsc.org
MIX
Papier | Fördert gute Waldnutzung
FSC® C008457

Wichtiger Hinweis: Wie jede Wissenschaft ist die Medizin ständigen Entwicklungen unterworfen. Forschung und klinische Erfahrung erweitern unsere Erkenntnisse. Ganz besonders gilt das für die Behandlung und die medikamentöse Therapie. Bei allen in diesem Werk erwähnten Dosierungen oder Applikationen, bei Rezepten und Übungsanleitungen, bei Empfehlungen und Tipps dürfen Sie darauf vertrauen: Autoren, Herausgeber und Verlag haben große Sorgfalt darauf verwandt, dass diese Angaben dem Wissensstand bei Fertigstellung des Werkes entsprechen. Rezepte werden gekocht und ausprobiert. Übungen und Übungsreihen haben sich in der Praxis erfolgreich bewährt. Eine Garantie kann jedoch nicht übernommen werden. Eine Haftung des Autors, des Verlags oder seiner Beauftragten für Personen-, Sach- oder Vermögensschäden ist ausgeschlossen.

Marken, geschäftliche Bezeichnungen oder Handelsnamen werden nicht in jedem Fall besonders kenntlich gemacht. Aus dem Fehlen eines solchen Hinweises kann nicht geschlossen werden, dass es sich um einen freien Handelsnamen handelt.

Wo datenschutzrechtlich erforderlich, wurden die Namen und weitere Daten von Personen redaktionell verändert (Tarnnamen). Dies ist grundsätzlich der Fall bei Patient*innen, ihren Angehörigen und Freund*innen, z. T. auch bei weiteren Personen, die z. B. in die Behandlung von Patient*innen eingebunden sind.

Thieme Publikationen streben nach einer fachlich korrekten und unmissverständlichen Sprache. Dabei lehnt Thieme jeden Sprachgebrauch ab, der Menschen beleidigt oder diskriminiert, beispielsweise aufgrund einer Herkunft, Behinderung oder eines Geschlechts. Thieme wendet sich zudem gleichermaßen an Menschen jeder Geschlechtsidentität. Die Thieme Rechtschreibkonvention nennt Autor*innen mittlerweile konkrete Beispiele, wie sie alle Lesenden gleichberechtigt ansprechen können. Die Ansprache aller Menschen ist ausdrücklich auch dort intendiert, wo im Text (etwa aus Gründen der Leseleichtigkeit, des Text-Umfangs oder des situativen Stil-Empfindens) z. B. nur ein generisches Maskulinum verwendet wird.

Unsere Umwelt ist uns wichtig!
Papier aus nachhaltigen und kontrollierten Quellen
Druck in Deutschland mit kurzen Lieferwegen
Druckereien mit hohen Ansprüchen an Ökologie

TRIAS, einer der führenden Ratgeberverlage im Bereich Gesundheit, gehört zur Thieme Gruppe, marktführender Anbieter medizinischer Fachinformationen und Services. Anspruch der Thieme Gruppe ist es, den im Gesundheitswesen tätigen Berufsgruppen sowie allen an Gesundheit Interessierten genau die Informationen und Angebote bereitzustellen, die sie in einer bestimmten Arbeitssituation oder Lebensphase benötigen. Durch die hohe Qualität und zielgruppenspezifische Relevanz der angebotenen Leistungen bereitet Thieme den Weg für eine bessere Medizin und mehr Gesundheit im Leben.

Thieme